책(册)은 마음의 선물입니다.
책을 선물하는 당신, 당신은 아름답습니다.
당신의 따뜻한 마음을
당신의 소중한 그 분에게 전하세요. *^^*

KB243066

From. _____

To. _____

Health Story

건강을 위한 도움말

Health Story

건강을 위한 도움말

초판1쇄 인쇄 ㅣ 2012년 04월 04일
초판1쇄 발행 ㅣ 2012년 04월 10일

출판등록 번호 ㅣ 제 2006-38호
출판등록 일자 ㅣ 2006년 8월 1일
사업자등록 번호 ㅣ 206-92-86713

ISBN ㅣ 978-89-94716-05-3 03810

주소 ㅣ 138-873 서울특별시 송파구 풍납동 484-12 1층
전화 ㅣ (02)2294-9105
팩스 ㅣ (02)2295-6103

홈페이지 ㅣ www.MorningBooks.co.kr
Email ㅣ morning@morningbooks.co.kr

지은이 ㅣ 이신화

펴낸곳 ㅣ 아침풍경
펴낸이 ㅣ 김성규

편집디자인 ㅣ Design CRETA
표지디자인 ㅣ Design CRETA

Published by AchimPoongKyong Co., Ltd. Printed in Korea

Health Story

건강을 위한 도움말

책을 펴내며

오래 살기를 바라지 않는 사람은 아무도 없습니다. 즉 건강과 장수는 인류의 발전을 의미 하는 커다란 꿈과 같은 것입니다. 그런데 건강을 잃고 나서야 비로소 건강의 소중함을 깨닫는 경우가 비일비재합니다. 지금부터라도 건강을 위해 무엇인가를 시작하십시오. 건강만이 내가 이 세상에 존재할 수 있는 근본이 됩니다.

　사람들은 살아가면서 성공하기를, 행복하기를 바라며 하루하루를 열심히 살아가고 있습니다. 그런데 간과하는 것이 그러한 것들을 이루기 위해서는 무엇보다 먼저 이루어야 할 것이 '건강' 이라는 것입니다. 현재 내 몸에 대해서 자세히 알지도 못하면서 스스로 건강하다고, 아프다는 어떠한 증상이 없다고 해서 건강에 대해서 소홀합니다. 정기적으로 검사를 받아 건강을 확인할 필요가 있습니다. 건강은 건강할 때 지키라는 말처럼 자신의 건강을 지킬 수 있도록 운동과 휴식을 적절히 병행하여야 합니다. 돈이든 권력이든 열심히 살아서 천하를 얻었다 할지라도 건강을 잃으면 아무 소용이 없듯이 평소에 자신의 몸과 마음을 건강하게 지킬 수 있어야 성공과 행복도 다가올 것입니다.

이 책은 건강에 대한 일반상식 같은 이야기를 중심으로 서술되었습니다. 건강과 관련된 어느 한 부분도 소홀히 할 수 없는 것이므로 이 책은 어느 곳을 먼저 읽어도 읽는 이를 건강으로 안내할 수 있도록 구성하였습니다.

지금 이 책을 읽는 분들이 건강에 대해 잠시나마 더 생각하고, 스스로 자기의 건강에 관심을 가져주길 바라는 마음으로 책을 펴냅니다.

Contents

Contents

건강에 대한 좋은 글

장수의 비결

마음의 건강

건강한 마음가짐이 중요하다

● **모든 일에 성실하게 임하고, 목적의식을 갖아라.**
자신이 지금 하고 있는 일에 목적의식을 갖고 성실하게 생활해 나간다. 자신의 존재를 스스로 확인하고 자신의 가치를 확인할 수 있게 되어 삶이 희망으로 활기차게 된다.

● **완벽주의에 빠지지 마라.**
신이 아닌 이상 인간은 누구나 실수를 할 수 있다. 스스로 실수를 인정하되, 실패를 두려워하거나 완벽을 추구하려고 하지 말라. 스스로에게 더욱 가중된 스트레스만 안겨다 줄 뿐이다.

● **좋아하는 일을 찾아라.**
자신이 하고 있는 일 이외에 다른 취미생활을 찾아 몰두해 보자. 좋아하는 일을 하다보면 또 다른 성취감을 느끼게 되고, 뇌의 노화현상도 막을 수 있다.

● **원칙과 상식이 통하는 자신을 만들어라.**

원칙과 상식대로 세상을 살면 당장은 멀리 돌아가고 더딘 것 같이 느껴지지만 결코 느린 것이 아니다. 어떤 일을 당해도 떳떳하게 행동할 수 있으며, 어떤 부당한 것도 당신의 앞을 가로막을 수 없게 된다.

● **혼자의 힘으로 안간힘을 쓰지 말라.**

최선을 다 했는데도 자신의 능력이 부족해 안 되는 일을 가지고 고민하게 되면 마음고생만 심하게 된다. 주위의 사람들에게 손을 내밀어 보라. 많은 도움의 손길이 당신을 기다리고 있을 것이다.

● **때론, 손해 보는 것 같은 일도 하라.**

눈앞에 보이는 이익만을 추구하다간 큰 것을 놓치는 경우가 많다. 남에게 먼저 양보하고 베푸는 것이 손해를 보는 것 같지만 결국은 자신을 위하는 길이라는 것을 알아야 한다.

● **작은 일에도 감사하는 마음으로 살아라.**

현재의 내가 존재할 수 있는 것은 세상의 모든 것과 대립하지 않고 한데 어우러져 하나가 되었기 때문이다. 어느 한 곳이라도 어긋나게 되면 일이 발생하게 된다. 그러므로 존재하는 것 자체로도 모든 일에 감사하는 마음을 가져야 한다.

● 긍정적이고 적극적으로 세상을 바라보라.

마음속이 소극적이고 부정적인 생각으로 가득하다면 세상은 어둡게 보이게 된다. 힘들고 어려울 때일지라도 희망을 버리지 말고 긍정적인 사고를 갖고 적극적으로 대처해야 한다.

● 상대방의 입장에서 생각하라.

모든 다툼과 싸움은 자기중심적인 사고에서 발생하는 것이다. 잠시 지나고 나면 자신이 잘못했다는 후회마저 들게 하는 경우가 비일비재하다. 조금이라도 상대방의 입장에서 생각하고 행동한다면 그런 일은 벌어지지 않을 것이다.

● 유머를 잃지 마라.

아무리 속상하고 기분 나쁜 일이 있더라도 미소를 잃어서는 안 된다. 항상 미소를 머금고 적절한 유머로 사람들을 대하면 어느새 고민과 걱정은 사라지게 된다.

격언 한마디

인간의 정신은 육체에 큰 영향을 미친다.
질병이 생기는 원인도 정신, 그 자체 속에 있다고 볼 수 있다.
– 모리에르

마음을 스스로 다스리자

● **자신의 약점을 찾아 장점으로 활용하라.**

사람은 누구나 한 가지 이상의 약점을 가지고 있다. 그것으로 인해 피해를 보거나 자신의 발전에 장애가 되기도 한다. 따라서 자신을 돌이켜보거나 다른 사람의 조언을 들어 약점을 찾아내야 하며, 그 약점을 고치도록 노력해야 한다. 정녕 약점을 고치기 어렵다면 그 약점을 자신의 장점으로 활용하도록 노력해야 한다.

● **과거에 얽매이지 말라.**

자신의 과거를 돌이켜보면 힘들고 어려웠던 일도 추억으로 남아 아름답게 보이게 된다. 그런 과거에만 얽매여 현실에 충실하지 못한다면 정신건강에도 좋지 못하며 발전의 기회를 놓치게 된다.

● 콤플렉스에서 벗어나라.

다른 사람이 자기를 어떻게 볼까, 어떻게 생각할까 하는 마음가짐으로 타인을 너무 의식하지 말라. 남을 너무 의식하다보면 자기가 하고 싶은 행동이나 말에 제약이 따르게 되어 심한 경우 스트레스로 작용하게 된다.

● 비난에 너무 신경 쓰지 말라.

자신을 비난하는 말을 듣게 되면 누구나 마음에 상처를 받게 된다. 그러나 그런 비난으로 인해 실의에 빠지지 말고, 긍정적으로 유명세를 치르고 있는 것이라고 생각하고 그 원인을 찾아내 다음부터는 비난을 받지 않도록 하면 된다.

● 시간에 쫓기지 말라.

어떤 일을 하거나, 약속을 지키기 위해 시간에 쫓기지 말아야 한다. 아무리 바빠도 평소에 차근차근 준비를 하여 여유를 가지고 시간을 활용해야 한다. 시간에 쫓겨 노예로 전락하지 말고 시간을 부릴 수 있는 지배자가 되도록 노력해야 한다.

● 자신의 능력을 인정하고 능동적으로 일하라.

같은 일을 하면서도 누가 시켜서 마지못해서 일하는 수동적인 사람이 되지 말고 자신의 능력을 높이 평가하고 능동적으로 일을 찾아서 해야 한다. 그 결과는 전혀 다르게 나타나게 될 것이며, 자신의 발전에도 크게 도움이 된다.

● 자신을 속박할 수 있는 틀을 만들지 말라.

자기 스스로 정한 규칙이나 틀에 속박되는 일이 없어야 한다. 그러기 위해서는 독단에 치우쳐 너무 완벽하거나, 지나치게 낙관적이거나, 비관적인 규칙을 만들어서는 안 된다. 약간의 여유와 틈을 남겨두어 속박 당하지 않도록 해야 한다.

격언 한마디

인간은 정신과 육체로 되어 있다. 젊은 시절에는 육체에 관심이 많고 육체에 정성을 기울인다. 그러나 인간의 가장 본질적인 것은 육체에 있는 것이 아니라 정신에 있다. 따라서 힘써 관심을 기울이고 정성을 기울일 것은 육체가 아니라 정신이다. 진정한 삶이란 곧 정신에 있다는 사실을 명심해야 한다. 진정한 삶을 추구할 때 더럽고 추악한 정욕에 얽매이지 않게 된다. 육체가 정신의 지도를 받게 하라. 그렇게 된다면 삶의 목적은 달성될 것이고 나아가 행복한 삶을 살게 될 것이다.

— 마르쿠스 아우렐리우스

정신건강을 위한 도움말

● **다른 사람들의 비판을 수용하라.**
다른 사람이 해주는 충고나 비판을 받아들여 자기의 발전에 활용하는 것이 정신건강에 도움이 된다.

● **대인관계를 원만하게 유지하라.**
사람을 상대하면서 발생하는 갖가지 일이 자신을 가장 피곤하게 한다. 따라서 대인관계를 원만하게 유지하는 것이 정신건강에 도움이 된다.

● **책임을 회피하지 말라.**
맡은 일에 최선을 다하며, 그 결과에 대해 어떠한 책임도 질수 있다고 생각하는 것이 정신건강에 도움이 된다.

● **여가를 활용하라.**

일상의 단조로움과 권태에서 벗어나려면 여가를 최대한 활용하는 것이 정신건강에 도움이 된다.

● **계획을 철저히 세우고 그대로 실천하라.**

일을 시작하기 전에 철저한 계획을 세워 하나씩 실천해나가면 성취감을 느낄 수 있어 정신건강에 도움이 된다.

● **스트레스를 풀 수 있는 방법을 찾아라.**

항상 밝고 명랑하게 생활하여 스트레스를 받지 않도록 한다. 스트레스를 받았다면 그것을 풀 수 있는 취미생활이나 운동 등 방법을 찾아 스트레스를 풀어주는 것이 정신건강에 도움이 된다.

● **감사하는 마음으로 살아라.**

감사하는 마음을 가지고 세상을 살다보면 세상은 더욱 아름답게 보이게 되어 정신건강에 도움이 된다.

격언 한마디

육체적인 노동으로부터 건강이 생기며, 건강으로부터 만족은 생기는 것이다. 배우지 못한 사람도 병약한 지식인보다 행복한 법이다. 건강의 고마움은, 앓아 보아야 절실히 느끼게 된다. 항상 쾌활한 마음과 긍정적인 생각, 절제하는 생활을 유지해야 한다.

– W. 피트

3초의 여유를 갖고 지키는 정신건강

● 엘리베이터를 타면, 성급하게 '닫기' 버튼을 누르지 말고 3초간만 여유를 가지고 기다리자. 급하게 타려고 하는 사람을 위해서도 좋고, 절전효과도 있다.

● 어려운 일이나 힘든 상황이 닥치더라도 3초간만 여유를 가지고 생각해보자. 뜻밖의 좋은 아이디어가 당신을 기다리고 있을 것이다.

● 화가 나거나 스트레스를 받을 때 아이의 해맑은 미소를 3초간만 여유를 가지고 지켜보자. 천진난만한 아이의 미소가 당신의 품속으로 들어올 것이다.

● 남의 잘못을 보면 3초간만 여유를 가지고 상대방의 입장이 되어 생각해 보라. 곧 그의 잘못은 용서될 것이고 그는 또 다른 용기를 얻게 될 것이다.

● 대중교통을 이용할 때, 빈자리가 있거나 생기더라도 3초만 여유를 가지고 서있어 보자. 그 자리에 앉는 사람은 당신에게 감사의 마음을 가지며 앉을 것이다.

● 힘들거나 어려운 상황이 닥치더라도 가끔은 3초간만 여유를 가지고 하늘을 바라보자. 하늘처럼 높고 넓은 마음을 가지게 되어 상황을 다시 보게 될 것이다.

● 내 앞으로 끼어드는 차나 사람이 있다면 3초간만 여유를 가지고 양보해보자. 당신에게도 정말로 바쁜 일이 생겼을 때 다른 사람도 기다려줄 것이다.

● 앞에 가고 있는 차를 향해 경적을 울리지 말고 3초간만 여유를 가지고 기다리자. 그 차안에 있는 사람은 더욱 더 당황하고 있는지도 모른다.

격언 한마디

정신이 왕성하면 베 이불을 덮고 작은 방 안에 누워도 천지의 화평한 기운을 흡수하고, 입맛이 좋으면 명아주 국에 밥을 먹어도 인생의 참맛을 아느니라.

– 채근담

우울증에서 벗어나자

● 자신의 단점보다는 장점을 먼저 생각하며 나도 남들보다 잘 할 수 있는 일이 있다고 생각한다.

● 자기 일, 자기 활동을 갖고 생활하며, 마음속에 자신만의 공간을 만들어 자신에게 소중한 것을 간직한다.

● 자신에게 도움을 주었던 수많은 사람들을 생각하며 그들에게 감사의 마음을 갖고 다른 사람에게 도움을 줄 수 있는 일을 찾아본다.

● 마음을 편안히 먹고, 가장 편안한 자세를 취하고, 눈을 감고 휴식시간을 갖는다.

● 때로는 세상의 모든 일을 자기 자신의 기준에 맞추어 자신의 뜻대로 움직이는 상상을 해본다.

- 부드럽고 명랑한 경음악을 듣거나 길을 걸으며 생각나는 노래를 흥얼거려 본다.

- 어려운 일이나 거절하기 곤란한 부탁을 해올 때 당당히 'No'라고 말해본다.

- 모든 잡념을 떨쳐버리고 가벼운 산책이나 나들이를 하면서 심호흡을 크게 해본다.

- 어린아이의 뛰어 노는 모습을 감상하며 자신의 어릴 적 모습을 떠올려 본다.

- 과중한 업무나 힘든 일로 자신을 혹사시키지 말고 자기 자신을 소중히 여기며 자신을 사랑하는 법을 배운다.

격언 한마디

백낙천 왈, '몸과 마음을 놓아 눈을 감고 자연이 되어 가는 대로 맡김이 상책이다.'라 하였고, 조보지 왈, '몸과 마음을 거두어 움직이지 않고 고요히 선정(禪定)으로 들어감이 상책이다'라고 하였으니, 놓아 버리면 미치광이가 되고, 거두면 메마른 적막에 들어가 생기가 없어 지느니라. 그러므로 오직 몸과 마음을 다루는 데도 그 자루(柄)를 손에 잡아, 거두고 놓음을 자유자재로 해야 하느니라.

– 채근담

스트레스를 다스리자

- 일찍 자고 일찍 일어나는 습관을 갖자. 조금만 일찍 일어나면 여유 있는 하루가 시작된다.

- 하루를 아무 생각 없이 보내지 말고 시간별 계획을 세워서 계획대로 행동한다.

- 자투리 시간이라도 낭비하지 말고 책을 가지고 다니면서 읽어 지루하지 않게 보낸다.

- 어려운 일이 닥치면 혼자 고민만 하지 말고 다른 사람과 의논하여 도움을 받는다.

- 용모에 조금만 더 신경을 쓰면, 말과 행동에 자신감을 가질 수 있게 된다.

● 땀을 흘릴 정도로 운동을 통해 기분전환을 해서 스트레스나 걱정을 해소한다.

● 스트레스에서 벗어나려면 먼저 자신이 스트레스를 받는 일과 시점 등 원인을 찾아내 예방한다.

● 무조건 자신의 감정을 자제하려고 하거나 표출하려고 하지 말고 상황을 받아들이고 그 속에 머물면서 자신의 모습을 본다.

● 스트레스를 많이 받으면 불면증으로 이어지고 이는 다시 스트레스를 불러일으키는 악순환을 반복한다. 따라서 잠시 모든 것을 잊고 잠을 청해본다.

● 편안한 마음을 가지고 명상을 통해 호흡과 맥박을 조절하여 스트레스에 대해 즉각적인 반응을 억제한다.

격언 한마디

생각이 많으면 신경이 약해지고, 염려가 많으면 뜻이 흩어지고, 욕심이 많으면 뜻이 혼미해지고 일이 많으면 과로하게 되고 말을 많이 하면 기가 적어지고, 웃음이 많으면 비장이 상하고, 근심이 많으면 마음이 불안하며, 지나치게 즐기면 뜻이 넘치고, 기쁨이 지나치면 착란에 빠지고, 노여움이 많으면 모두 혈액이 고르지 못하고, 좋아하는 것이 많으면 정신이 헷갈려 올바르지 못하고, 미워하는 것이 많으면 초췌하고 즐거움이 없다.

– 동의보감

항상 젊게 살자

- 자기계발을 위해 모든 일에 최선을 다하며 새로운 것을 익히는 것에 두려워하지 마라.

- 희망을 가지고 미래를 위해 도전하며 어떠한 상황이라도 절대로 포기하지 마라.

- 성급한 마음으로 결과를 바라지 말고 여유를 가지고 결과를 기다리며 결과에 만족하라.

- 새로운 만남을 소중하게 여기고, 새로운 취미를 찾아 즐기고, 새로운 책을 접하여 늘 새로운 마음을 갖자.

- 모든 일을 자신의 안목으로만 평가하지 말고, 넓은 마음으로 다른 사람의 의견을 받아들여라.

● 젊은 사람들과 자주 어울려 그들의 신선한 의견이나 행동을 이해하고 배워라.

● 자신이 해야 할 일을 앉아서 기다리지 말고 스스로 찾아서 적극적으로 하라.

● 건강을 위해 몸에 좋다는 보약이나 영양식을 찾기보다는 운동을 통해 건강을 유지하라.

● 나쁜 것은 듣지도 보지도 행하지도 말고 항상 옳은 일만 할 수 있는 마음을 가져라.

● 자신만을 위해서 일을 하지 말고 다른 사람을 위해 무엇인가를 해줄 수 있는 것을 찾아라.

격언 한마디

이 세상에서 가장 중요한 일은 직접 눈으로 보는 일, 이를테면 집을 짓고 밭을 경작하고 소를 키우고 과일을 따는 경제적인 일을 하는 것이라고 우리는 얼핏 생각하는 것 같습니다. 그리고 눈에 보이지 않는 일, 곧 정신적인 활동을 우리는 하찮게 여깁니다. 그러나 우리의 영혼을 살찌우게 하는 눈에 보이지 않는 일이 무엇보다 중요한 일입니다.

– 톨스토이

올바른 식습관으로 지키는 건강

올바른 식습관을 갖자

식습관은 건강에 많은 영향을 준다. 올바른 식습관은 건강을 유지하는데 중요한 부분을 차지한다.

● 하루 3끼의 식사는 규칙적으로 해야 한다.

● 위장에 부담을 주는 과식은 비만의 원인이다.

● 우리 몸에는 여러 가지 영양소가 필요하다. 각 식품마다 들어 있는 영양소가 다르므로 여러 음식을 골고루 섭취하는 것이 좋다.

● 식사는 즐거운 마음으로 천천히 해여 소화가 잘되며, 위장 질환도 예방할 수 있다.

- 모든 영양소를 골고루 적당량 섭취해야 하며, 편식하지 않아야 한다.

- 아침식사는 하루를 시작하는데 필요한 에너지를 공급해 준다. 절대로 거르지 말아야 한다.

- 가공식품은 염분의 함량이 많고, 여러 첨가물이 들어 있어서 문제가 된다. 되도록이면 많이 섭취하지 않도록 한다.

- 외식을 할 때에는 짜고 기름진 음식을 피한다.

- 동물성 지방이 들어 있는 음식은 혈액 속의 중성지방 뿐 아니라 콜레스테롤을 높여 동맥경화, 협심증, 심근경색증 등의 질병을 유발할 수 있으므로 되도록 자주 먹지 않는다.

- 소금은 우리 몸에 꼭 필요한 무기질을 함유하고 있으나 너무 많이 먹으면 고혈압, 뇌졸중 등의 원인이 될 수 있으니 적당히 섭취한다.

- 단 음식에 포함된 단순당은 몸에 빨리 흡수되고, 쓰고 남은 당은 지방으로 바뀌어 간, 혈관, 피부 등에 쌓여 비만, 지방간, 고지혈증 등을 유발한다.

● 과음이나 잦은 음주는 간질환을 일으킬 수 있다. 또한 다른 영양소의 흡수 및 이용을 방해한다.

● 규칙적인 운동은 체중조절에 도움이 되며 정신적 스트레스도 해소시켜 줄 수 있다. 올바른 운동은 '약간 힘들다'라고 느끼는 강도로 1회 20~30분 정도 일주일에 3~4일 이상 하는 것이 좋다.

● 커피는 하루 3잔 이하로 마시는 것이 좋다. 커피 속의 카페인은 중독성이 있어서 몸에 여러 좋지 않은 영향을 미치므로 하루 한잔 정도로 줄이는 것이 바람직하다.

● 담배는 여러 질병을 일으키는 주요 위험인자를 가지고 있다. 특히 폐에 나쁜 영향을 준다. 청소년이나 여성의 흡연은 더 위험한 것으로 담배를 피우지 않는 것이 건강에 좋다.

격언 한마디

더 이상 술잔에 손을 대지 말라. 가슴 속속들이 병들게 한다. 술의 향기는 죽음의 사자의 입김이요, 술잔 속에 나타나는 빛은 죽음의 사자의 흉한 눈초리다. 조심하라, 질병과 슬픔과 근심은 모두 술잔 속에 있나니.

– 롱펠로

올바른 식사규칙

● 식사 도중에는 물을 마시지 마라. 오히려 식전에 마신다.

● 식사의 양은 약간 부족한 상태에서 그쳐라.

● 음식을 다소 싱겁고 담백하게 먹어라.

● 음식을 천천히 잘 씹어 먹어라.

● 식사는 즐거운 마음으로 하라.

격언 한마디

음식물은 다섯 가지 맛이 균형이 잡히되 담백해야만 심신이 상쾌하게 된다.

– 동의보감

물을 잘 마시자

- 물을 한꺼번에 빨리 마시면 심장에 부담을 주므로 조금씩 천천히 나누어 마셔야 한다.

- 식사 전에 물을 많이 마시면 식욕이 떨어지고 식사 후에 물을 많이 마시면 소화가 잘 안되므로 적당히 마셔야 한다.

- 아침에 일어나 공복에 물을 마시면 위와 장에 자극을 주어 변비 예방에 도움을 준다.

- 술을 마실 때 물을 마시면, 술을 희석시켜주므로 술을 마실 때는 물과 함께 마시는 게 좋다.

- 여름철에는 약간의 소금과 같이 마시면 나트륨 성분이 보충되어 열경련과 열사병을 막을 수 있다.

● 물을 마실 때 병을 입에 대고 마시게 되면 입을 통해 세균이 번식하게 되어 좋지 않다.

● 물의 온도를 10~12℃를 유지하여 물 분자의 크기가 작을 때 마시는 것이 가장 물맛이 좋다.

● 생수는 개봉한 뒤 곧바로 먹는 것이 좋다. 상온에서 5일 이상 보관하면 세균이 증식되므로 냉장고에 보관한다.

● 정수기의 필터는 주기적으로 교환해서 세균의 번식을 예방해야 하며 정수기 주변은 청결을 유지해야 한다.

● 알코올, 카페인은 수분 손실을 증가시키므로 되도록이면 양을 줄이고 물을 마신다.

격언 한마디

목이 마를 때 한 방울의 물은 단 이슬 같지만, 취한 후에 잔을 더하는 것은 마시지 않는 것보다 못하다.

– 명심보감

다이어트에 도움이 되는 식습관

- 과일도 도움이 되지 않는다. 우유 한 잔이 훨씬 낫다.

- 외식이나 경조사로 다른 곳에서 식사를 하게 될 때, 미리 음식을 조금 먹고 가서 조금만 먹을 수 있도록 한다.

- 식사를 할 때, 많은 양을 담지 말고 조금만 담아서 적게 먹는다.

- TV나 신문을 보거나, 휴식시간에 군것질을 하지 않는다.

- 다이어트를 한다고 해서 패스트푸드로 대체하거나 식사를 거르지 않도록 한다.

- 하루하루 식사일지를 세부적으로 작성하여 언제, 어떨 때 많이 먹게 되는지를 점검한다.

● 먹고 싶은 것이 있을 때에는 취미활동이나 운동으로 만족감을 대신한다.

● 음식을 먹을 때, 적어도 20~30번 정도 씹어서 먹는다.

격언 한마디

말을 삼가하여 그 덕을 기르고, 음식을 절제하여 몸을 보양한다. 이런 평범한 것이 실은 덕을 쌓고 건강을 유지하는 길이다.

- 근사록

피로를 이기고, 휴식으로 지키는 건강

피로를 이기자

● **당신이 하는 일 중에서 정신노동만으로는 당신이 피곤해지지 않는다.**

이 말은 당신이 두뇌를 많이 사용했다고 해서 피로해지지 않는다는 것이다. 그렇다면 무엇이 당신을 피로하게 하는 것일까? 많은 학자들이 피로의 대부분은 심리적 태도와 감정적 태도에서 나온다고 한다. 결국 피로의 대부분은 심리적 태도에서 발생하며, 몸이 건강한 정신노동자의 피로는 대부분이 감정적 요소에 의한다고 말한다.

● **어떠한 감정적 요소가 우리를 피곤하게 하는 것일까?**

귀찮은 것, 분노, 비평과 비난, 초조, 불안, 고민 이런 것들이 당신을 피로하게 만드는 감정적 요소이며, 당신에게 병에 걸리게 하며, 능률을 저하시킨다. 바로 당신의 내면의 부정적인 감정이 체내에 초조한 신경질적인 긴장을 만들어 내는 것이다. 이렇기에 당신이 피로에서 탈피하려면 당신

내면의 부정적인 마음을 털어 버려야 한다. 당신을 고단하게 하는 원인은 당신 때문인 것이다.

● 당신의 현재 모습을 살펴봐라.

지금 당신이 얼굴을 찌푸리며 일하지 않는가? 당신은 지금 과도하게 긴장하여 경직되어 있는가? 만사가 귀찮아 지친 모습으로 앉아있지는 않은가? 당신은 지금 분노에 사로잡혀 고통스러워하는가? 당신의 감정이 당신의 피로를 만들어내고 있다. 당신의 지금 모습을 점검하고 당신을 피로하게 만드는 것을 떨쳐버려라. 당신의 피로는 일에 의해서가 아니라 당신의 근심, 좌절, 실패 등의 감정에 의하여 일어난다는 사실을 깨달아라.

● 사람들은 정신노동을 하면서도 왜 불필요한 긴장을 하는 것일까?

대부분의 사람들은 어려운 일은 노력을 필요로 하는 것이며 노력 없이는 잘되지 않는다고 보편적으로 믿고 있다. 이러한 믿음이 과도한 긴장을 만드는 것이다. 하지만 이것은 잘못된 믿음이다. 과도한 긴장을 풀고 일을 시작하면 더 좋은 결과를 가져올 수 있는 것이다. 권태와 귀찮은 것이 능률을 감소시키는 원인이다.

● **당신이 피로하다면 휴식을 취하여 당신의 몸을 재충전하라.**
몸과 마음을 평안히 하라. 그리고 귀찮아하지 마라. 당신이 어떤 일이건 귀찮아하기 시작하면 만사가 귀찮고 피곤해진다. 피로의 가장 큰 원인은 당신이 귀찮게 생각되는 일 때문이다.

● **마음속으로만 생각하지 말고 자그마한 것이라도 실천하라.**
당신의 몸이 다소라도 이상하다고 느껴지거든 주저함이 없이 그 순간에 곧 쉬어라. 그리고 일을 할 때는 될 수 있는 대로 자신에게 편안한 자세로 일을 하라. 불편한 자세는 당신에게 피로를 가져온다. 또 하루의 일을 끝마친 후에 당신이 오늘 일을 한 것에 대하여 자문하고 당신의 태도와 몸가짐에 대하여 자기반성을 거듭하여라.

● **일에 흥미를 가지고 마음을 긍정적으로 가져라.**
당신이 쉽게 생각하면 실제로 쉽게 풀릴 것이고 당신이 행복한 것처럼 생각하면 실제로 당신은 행복하게 된다. 이런 원리와 마찬가지로 당신이 당신의 일에 대하여 흥미를 가지고 있는 것처럼 행동하면 정말 일에 흥미를 가지게 될 것이며 따라서 일을 하면서 느끼는 근심, 긴장 그리고 피로는 줄어들 것이다.

● **타인이 당신과 의견이 다르다는 이유로 그를 미워하지 마라.**
타인도 당신이 괴로움을 받고 있는 많은 곤란과 똑같은 곤란으로 고민하고 있다는 것을 이해하려고 노력하라. 당신이 그들을 적이라고 생각하지 말고, 그들은 당신의 곤경을 덜게 하며 서로 우정을 나눌 수 있는 존재임을 믿어라.

● 당신의 사고를 변화시켜라.

사고의 전환이 당신의 기회로 다가온다. 발전과 행복을 생각하는 자만이 발전과 행복을 가져올 수 있는 것이다. 당신의 사고를 긍정적인 것으로 전환시키는 것이 당신의 발전과 행복을 위하여 한 발 성큼 다가서는 것이다.

● 불면증은 당신을 너무 피로하게 만든다.

당신이 피로를 이기고 싶다면 불면증을 이겨야 한다. 먼저 불면증의 고민을 없애라. 불면증보다도 불면증에 대한 근심이 더욱 해롭다. 불면증을 고치는 가장 좋은 방법은 무엇보다도 운동이다. 불면증에 시달린다면 몸을 고단하게 하는 운동을 하라.

격언 한마디

육체를 쓰지 않으면 인간이나 짐승이나 살아갈 수 없습니다. 육체를 씀으로써 우리는 만족하고 기쁨을 누릴 것이며 나아가 건강이 좋아질 것입니다. 또한 그것이 다른 사람을 섬기고 봉사하는 최고의 길입니다.

– 톨스토이

피로를 풀자

● **규칙적으로 운동을 하자.**
매일 운동을 하기 힘든 사람이라고 할지라도 최소한 1주일에 3~4회 정도 적어도 30분 이상씩 규칙적으로 운동을 해야 한다.

● **담배를 끊자.**
담배에는 몸에 해로운 많은 화학물질이 들어있어 직접 담배를 피우는 사람뿐만 아니라 옆에 있는 간접 흡연자에게도 해가 된다.

● **술은 적당히 마시자.**
과음을 하게 되면 위와 간에 부담을 주게 되며, 숙취로 인해 마실 때뿐만 아니라 장시간 정상적인 활동을 할 수 없게 만든다. 술은 자신이 취하지 않을 정도만 마시는 것이 좋다.

● 카페인이 함유된 음식의 섭취를 줄이자.

카페인은 각성작용을 하여 기분전환에 좋고 이뇨작용을 촉진시키나 카페인을 많이 섭취할 경우, 정서불안이나 초조감, 그리고 가슴이 두근거리는 부작용이 발생한다.

● 알맞은 체중을 유지하자.

살이 찌게 되면 행동에 제약이 따르게 되고 모든 것이 귀찮게 여겨지며, 살이 너무 많이 빠지게 되면 쉽게 피곤해질 수 있다. 따라서 자신의 키에 맞는 체중을 유지한다.

● 잠은 충분히 자자.

잠을 설치게 되면 피로가 제대로 풀리지 않아 축적되어 일을 제대로 하지 못하게 된다. 하루에 6~8시간 숙면을 한다.

● 균형 잡힌 식사를 하자.

지방질, 당분, 자극적인 음식의 섭취를 줄이고 과식을 피해야 하며, 탄수화물, 비타민과 미네랄을 충분히 섭취한다.

● 적절한 휴식을 갖자.

과도한 피로감을 느끼지 않게 하고 근무능률을 올리기 위해서도 8시간 중에서 3~4회씩 매회 적어도 10~20분간은 쉬어야 하며 같은 자세로 2시간 이상 있지 않도록 한다.

● 스트레스를 해소하자.

매일 근육을 이완시킬 수 있는 가벼운 운동과 긍정적인 사
고를 가지며 어려운 일이 생길 때 친구, 가족들과 대화하고
도움을 청하는 습관을 갖는다.

● 습관적으로 약을 복용하지 말자.

현대인은 약물에 의존하는 사회에 산다고 한다. 그러나 습
관적인 약의 복용은 자율적인 운동을 억제하여 무기력하게
만들며 장기간 복용할 때는 중독증상을 일으키게 된다.

격언 한마디

건강은 참으로 귀중한 것이다. 이것은 실로, 사람들이 그 추구를 위
하여 시간뿐 아니라 땀이나 노력이나 재능까지도, 아니 생명까지도
소비할 값어치가 있는 유일한 것이다. 그러니 건강을 위해 노력해야
한다. 건강을 위해 주의해야 한다. 건강을 위해 충분한 시간을 배려
해 주어야 한다.

– 몽테뉴

피로를 풀어주는 목욕

목욕은 피부를 청결하게 하여 피부를 보호하고 혈액순환을
도와 신진대사를 높여준다. 혈액순환의 촉진으로 근육의 긴
장이완, 진정의 효과가 있어 편안한 수면을 도와준다.

● 목욕을 할 때는 너무 뜨겁지 않은 40℃ 이내의 물로 하는
   것이 좋다.

● 목욕을 할 때는 탕에 들어가기 전에 간단한 운동을 하고
   물에 익숙해지도록 물을 뿌려준다.

● 식사를 한 후 곧바로 목욕을 하게 되면 혈액이 표면에 집
   중 되어 소화 능력을 떨어뜨리므로 피하는 것이 좋다.

● 증상에 맞는 한약재를 넣어 목욕을 하면, 신경통, 류머티즘, 요통, 타박상, 동상, 비만증에 효과가 있다.

● 목욕을 끝낼 때에는 찬물로 샤워를 하게 되면 표면의 혈관이 수축되어 열의 발산이 적어져 피부가 쉽게 처지지 않게 된다.

격언 한마디

인간은 나무와 같다. 병은 잎을 떨어뜨리고 나무를 잘라낸다. 그 때문에 나무는 자신을 사랑했던 사람에게 안겨주었던 그늘과 휴식의 공간을 다시는 안겨주지 못하게 되는 것이다.

– 에드먼드

휴식으로 건강을 지키자

● 당신의 피로는 당신의 고민을 만들어 내고 또한 피로는 걱
  정과 공포에 대항하는 당신의 저항력을 저하시킨다. 그러
  므로 당신의 피로를 없애버리는 것이 바로 당신의 고민을
  없애 버리는 것이다.

● 당신이 충분히 휴식을 취할 수가 있다면, 아마도 당신의
  고민은 곧 사라지게 될 것이다. 그러므로 당신 삶의 발전
  과 행복을 방해하는 피로와 고민을 없애는 가장 중요한 일
  은 당신이 피로하기 전에 충분히 휴식을 취하는 것이다.

● 당신에게 있어 휴식은 일하는 것 못지않게 중요하다. 휴식
  을 취하지 못하고 계속적으로 일을 하게 된다면 그 일에
  대한 능률이 오르기는커녕 큰 속도로 떨어질 것이다. 일을
  능률적으로 잘하려면 휴식은 꼭 필요한 요소이다.

● 당신은 휴식을 통해 더 많은 능력을 발휘할 수 있기에 당신은 어떻게 하면 이 법칙을 삶에 적응하면서 살아갈 수 있을까를 연구하여야 한다. 당신의 삶에 있어서 휴식의 개념을 과학적으로 도입하라.

● 정신노동뿐만 아니라 육체노동을 하는 사람도 자신에게 맞는 적당한 휴식의 시간을 갖는다면 휴식을 취하지 못한 사람보다도 더 많은 일을 할 수 있다.

● 당신의 삶에 있어서 자주 휴식의 시간을 가져라. 그리고 피로하기 전에 휴식의 시간을 가져라. 휴식의 시간도 없이 무리해서 일을 한다면 당장은 일을 많이 하는 것처럼 보이지만 결국 피로가 누적되어 다음날의 일에 지장을 초래한다. 결국 적당한 휴식을 취한 사람의 능률이 더 좋을 것이다.

● 휴식은 당신의 삶에 있어서 아주 중요한 요소이다. 당신이 취하는 휴식이란 결코 아무 쓸데없는 일이 아니다. 휴식이란 곧 회복인 것이다. 당신이 짧은 시간을 휴식할지라도 당신의 몸을 회복시키는 힘은 큰 것이다.

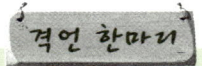
격언 한마디

건강한 신체에 건강한 정신이 깃든다.

– 유베날리스

성공한 사람들의 휴식과 업무처리 방법

● 미국의 자동차 왕 헨리포드가 80살이 되었어도 그는 원기 왕성했다. 그를 본 사람들은 그의 모습을 보고 놀랐다. 한 사람이 그에게 건강의 비결을 물었다. 헨리포드는 다음과 같이 대답했다.

"내가 앉을 수 있을 때에는 주저하지 않고 앉았고, 내가 누워 있을 수 있을 때에는 바로 누웠다."

그는 자신이 휴식을 취할 수 있을 때 망설임 없이 휴식을 취한 것이다.

● 미국의 발명왕 에디슨은 다음과 같은 고백을 한 적이 있다.

"나의 절대적인 정력과 인내력은 내가 언제나 자고 싶을 때 잘 수 있었던 습관에서 얻었다."

● 미국의 대통령이었던 루스벨트는 12년간 백악관에서 왕성하게 일을 하며 보냈다. 그의 건강에 대하여 그의 부인은 아래와 같이 술회하였다.

"그는 회의에 갈 때나 중요한 연설을 할 때에는 그 이전에 반드시 의자나 침대 겸용 의자에 누워 약 20분간 푹 쉬었다."

● 미국의 석유 왕인 록펠러는 98세의 장수를 누렸다. 그의 건강 비결에는 휴식이 있었다. 그는 매일 점심 때 30분씩 낮잠을 자는 습관이 있었다. 그는 자기 사무실에 놓아둔 침상 위에 누워 자곤 했는데, 그가 자고 있는 동안에는 대통령일지라도 전화로 그를 불러내지 못했다.

격언 한마디

생활에 있어서 지나치게 많은 시간을 육체적인 것에 집중해서는 안 된다. 예를 들면 음식을 탐한다든지, 또는 오락과 유흥에 몰두한다든지 하는 것은 그 사람의 품성을 낮추는 결과가 된다. 사람은 그의 많은 시간과 행동을, 정신을 위해서 사용하지 않으면 안 된다.

– 에픽테토스

올바른 수면을 취하자

● **매일 일정한 시간에 잠들고 일정한 시간에 일어나라.**
일찍 자고 일찍 일어나는 것이 가장 좋기는 하나, 여건상 그렇게 하기 힘들더라도 일정한 시간에 잠을 자고, 일정한 시간에 일어나는 습관을 들여야 한다.

● **필요이상으로 잠자리에 누워있지 말라.**
침대나 잠자리에 누워있는 시간은 꼭 잠을 잘 때로 한한다. 필요이상으로 누워있으면 아무 때나 잠들게 되고 깨어나길 반복하면서 정작 잠을 청할 때는 잠이 오지 않게 된다. 또한 억지로 잠을 자려고 하면 오히려 초조해지거나 불안해져 잠을 못 이루는 경우가 많다. 이럴 땐 다른 일을 하는 것이 몸을 피곤하게 하여 잠을 부를 수 있다.

● 편안한 잠을 자기 위해서는 과음이나 과식을 피하라.

음식을 많이 먹거나 과음을 하게 되면 위나 장에 무리를 주어 화장실을 자주 출입하게 되어 잠을 설치게 된다. 또한 음식을 먹지 않고 잠을 청하는 것은 공복감을 느끼게 하여 역시 잠을 자는데 방해가 된다.

● 긴 낮잠은 피하라.

피곤하지도 않은데 무기력하고 할 일이 없다고 해서 낮잠을 즐기지 말라. 낮잠은 조금 자면 몸도 개운해지고 활력을 주지만, 낮잠이 길어지게 되면 밤이 되어도 잠이 오지 않아 잠을 설치게 되어 수면 주기와 리듬을 상실하게 된다.

● 편안한 잠자리를 만들어라.

잠자리가 편안해야 잠도 잘 오고 숙면을 취할 수 있다. 일정한 온도와 습도를 유지하고 외부의 소음을 차단할 수 있는 곳에 침실을 정한다.

● 카페인이나 약물의 섭취를 줄여라.

카페인이 체내에 들어오면 호르몬을 분비시켜 맥박이 빨라지고 혈압이 올라 수면을 방해하게 된다. 또한 약물의 도움으로 잠을 청하는 것은 당장에는 도움이 될 수 있을지 모르나, 내성이 생겨 효과도 떨어져 더 많은 양을 사용하게 되어 정신질환을 일으킬 수 있다.

● 걱정과 고민을 침실로 가져가지 말라.

어떠한 걱정거리나 고민 등 문제를 가지고 침실로 가지 말아야 한다. 이러한 것은 잠자리에 들어도 머릿속에 가득 차 있어 생각을 하게 됨으로써 수면을 방해하게 된다. 해결할 수 없다면 깨끗이 잊고 잠을 청하고 일어나 다시 고민하도록 한다.

● 더운물로 샤워를 하거나 목욕을 하라.

가벼운 운동을 한 후 체온보다 약간 더운물로 샤워를 하면 혈액순환이 촉진되며, 근육이완이 되어 잠이 잘 오게 해주고 숙면을 취할 수 있게 해준다.

● 억지로 잠을 자려고 하지 말라.

잠이 안 오는 데도 억지로 자려고 잠자리에 누워있어 봐야 이 생각, 저 생각으로 오히려 정신만 맑아지게 된다. 차라리 이럴 땐 다른 방으로 옮겨 다른 일에 신경을 쓰는 것이 정신 건강에 도움이 되고 몸과 마음을 피곤하게 만들어 수면에 도움이 된다.

격언 한마디

잠 못 이루는 밤이 많아지면 음식을 조절하고 마음의 평정을 되찾고 주위를 차근차근 다스려 나가라.

– 도교

운동으로 지키는 건강

운동은 중요하다

건강은 운동, 금연, 음주, 식습관, 환경 등과 관련이 있다. 건강을 유지하기 위하여 우선적으로 고려해야 할 항목은 운동이다. 지금이라도 건강을 지키기 위한 운동의 중요성을 생각해 보자.

● 운동은 노화를 예방한다.

건강에 있어 운동이 가장 중요한 이유 중의 하나는 바로 젊게 사는 비결 중의 하나가 바로 운동이기 때문이다. 사람들은 나이가 들어감에 따라 활동량이 줄어들고 이는 노화를 촉진시키는 요인이 된다. 세포가 위축되고 줄어드는 것이 노화인데 이러한 현상은 젊은 사람도 운동이 부족하여 나타나는 세포의 변화와 다를 바 없다. 그렇기에 운동을 열심히 하면 노화의 진행이 어느 정도 늦춰진다.

운동은 당뇨병을 예방한다.

운동 당분의 대사를 활발하게 하여 당뇨병을 예방해 준다. 그러나 운동으로 당뇨병의 원인이 되는 인슐린 부족상태에서 인슐린을 만들지는 못한다. 다만 운동이 인슐린의 역할을 대행함으로써 당뇨병치료에 기여한다. 정신적 스트레스가 많을수록 당뇨병이 심해지는데 운동은 이런 스트레스를 해소시킨다.

운동은 요통을 예방한다.

대다수의 요통은 자세가 나쁘거나 생활습관이 나빠서 온다. 운동은 요통을 예방하는 것은 물론 운동을 통하여 치료를 할 수도 있다.

운동은 성생활을 원활하게 해준다.

성생활은 부부사이에서 영위해야할 생활의 일부이다. 운동은 몸을 건강하게 해주고, 성생활을 원활하게 해줌으로써 행복을 가져다준다.

운동은 비만을 예방해 준다.

운동은 내분비대사 기능을 향상시켜 체지방량 및 체중 감소를 가져오며 자기 몸에 적절한 몸무게를 유지할 수 있도록 해 준다.

● **운동은 관절연골을 강화해 준다.**

운동을 할 때 무릎을 구부렸다 폈다하면 관절 액이 스며들어 골고루 영양분을 공급하고 그곳의 찌꺼기를 밖으로 배출한다. 만약 운동하지 않으면 많은 연골세포가 영양 부족으로 연골 표면이 일그러지면서 퇴행성관절염이 생기게 된다.

● **운동은 뼈를 단단하게 해준다.**

운동은 나이가 들어 뼈가 약해지는 골다공증의 진행을 막아준다. 아무리 운동을 많이 하던 사람도 다쳐서 깁스를 한 후에 뼈를 사용하지 않으면 골질이 빠져나가 골다공증에 걸리게 된다. 걷기, 등산, 달리기, 줄넘기 같은 종목은 골질량을 증가시킨다.

● **운동은 폐 기능을 강화시킨다.**

적절한 운동은 폐의 탄성을 늘이고 흉곽의 움직임이 활발해 근력을 강화시켜 충분한 산소공급을 받게 해준다.

● **운동은 심장을 튼튼하게 한다.**

운동은 심장의 유해물질을 제거시키고, 산소를 잘 이용하도록 심근을 단련시켜 심장이 튼튼해진다. 운동을 꾸준히 하는 사람은 하지 않은 사람의 반 정도 밖에 심근경색에 걸리지 않는다.

● **운동은 기분을 좋게 해준다.**

운동은 정신건강에도 좋은 영향을 미쳐, 불안과 우울증을 감소시키고 스스로에게 자신감을 준다고 보고되고 있다.

격언 한마디

건강은 행복의 사활 원리(死活原理)이며 운동은 건강의 사활 원리이다.

– J. 톰슨

올바른 운동을 하자

당신에게 올바른 운동이란 무엇인가? 운동을 할 때 그냥 무작정 하는 것보다는 자신이 할 운동의 목표를 정하는 것이 좋다. 목표가 있어야만 계획적이고 꾸준하게 운동을 지속적으로 할 수 있다.

● **20~30분 정도의 동네 산책부터 시작하라.**

습관이 되면, 빨리 걷기도 하고, 달리기도 한다. 시간도 1시간 까지 늘릴 수 있다. 운동이라고 하면, 많은 돈과 시간을 투자하는 것으로 인식되어 쉽게 시작하지 못하고, 시작했다고 하더라도 오래가지 못하는 경우가 허다하다.

● **당신이 하는 운동의 목적을 알고 하라.**

운동을 하는 사람마다 다 여러 가지의 목적이 있다. 몸에 유연성이 필요한 사람, 근력 지구력을 요하는 경우, 어느

한 곳의 관절운동이 필요한 환자 등 운동에는 분명한 목적이 있다. 당신도 운동을 시작할 때 자신의 목적을 분명하게 하고 당신에게 맞는 운동을 선택하라.

● 운동은 기본적으로 유산소운동이 좋다.
그러나 적당한 근력운동도 겸해야 한다.

유산소운동이란 운동을 할 때 산소를 소모하는 운동이고 뛰면서 숨이 차는 운동이라고 생각하면 좋다. 수영, 조깅, 줄넘기, 배드민턴, 자전거 타기, 테니스, 각종 구기종목 등은 유산소성 운동에 속한다.

● 즐길 수 있는 운동을 선택하라.

운동 중에서 자신이 재미를 느낄 수 있고 여건에 맞는 운동을 선택하는 것이 좋다. 그래야만 운동에 재미를 가지고 꾸준하게 실천할 수 있다.

● 선택한 운동의 기본기를 다져라.

자신이 할 운동을 선택했다면 그 운동에 맞는 기본기를 익혀야 한다. 기본기를 잘 익혀야만 운동으로 인한 부상을 예방하고 운동내용도 좋아져서 계속하고 싶어진다.

● 약간의 피로가 올 정도로 운동하라.

적당한 운동 강도는 심폐기능에 부담이 되지 않는 범위 내에서(안정성) 충분한 자극을 주도록 해야 한다(유효성).

약간 힘들다고 느낄 정도, 등에 땀이 촉촉이 배어나올 정도, 호흡곤란을 느끼지 않으면서 알아들을 수 있게 이야기할 수 있을 정도의 강도로 운동하면 된다.

● 준비운동과 정리운동도 하라.

먼저 운동을 시작하기 전에 준비운동을 하라. 준비운동은 운동 중 손상을 방지하고 적절한 심폐기능을 발휘하도록 도와준다. 준비운동을 한 후에 본 운동을 하고 본 운동을 마친 후에는 정리운동을 하라. 격렬한 운동 후, 갑자기 운동을 중단하면 운동 중에 팔, 다리 등 말초 쪽에 몰려 있던 혈액이 미처 심장으로 되돌아오기 전에 줄게 되므로 어지럼증을 유발시키고 심한 경우 졸도할 수도 있다.

● 운동시간과 운동빈도를 적절하게 규칙적으로 하라.

운동지속시간은 심한 강도의 운동이면 짧게, 낮은 강도 운동이면 좀 더 길게 하라. 그리고 운동빈도는 일반적으로 1주일에 3~5회가 적당하다. 매일 하는 것은 손상의 위험이 크며 피로를 유발하여 흥미를 잃게 될 수 있고, 1~2회 미만은 건강증진 효과가 적다. 1주일에 3~5회 정도 한 시간 이내 운동이 적당하다.

격언 한마디

운동은 하루를 짧게 하지만 인생을 길게 해준다.

– 조스린

운동을 할 때 이것은 주의하라

● 나이가 들어 운동을 시작하려는 사람은 운동을 시작하기 전에 자신의 몸에 대한 검사를 한번 해보는 것이 좋다. 건강해지기 위해 운동을 시작했는데 무턱대고 시작했다가 건강을 해칠 수도 있다. 특히 자신이 비만, 고혈압, 천식, 협심증 등 동맥경화성 질환이 의심되는 사람은 갑작스런 운동이 위험할 수도 있으므로 미리 의사의 상담을 받아 보는 것이 좋다.

● 만약 비만이나 관절염을 가지고 있다면 관절에 체중부하가 적게 걸리는 운동이 좋다. 수영, 자전거 타기, 걷기 등의 운동이 좋다.

● 나이가 많은 경우나 몸이 허약한 사람은 신체적 접촉이 많은 운동은 피하는 것이 좋다.

- 섭씨 27~29℃ 이상, 상대습도 70% 이상에서 30분 이상 운동하는 것은 건강한 사람들의 신체에도 해로우며 특히 심장병 환자는 조심해야 한다.

- 약물복용자, 질환자 등 현재 질환을 앓고 있다면 전문의와 상담하고 처방 받은 후에 운동을 해야 한다.

만약 아래에 있는 항목에 해당된다면 심한 운동을 하기 전에 의학적 문제가 없는지 검진을 받아야 한다.

- 의사에게 혈압이 높다는 말을 들은 적이 있다.
- 의사에게 운동하면 심해지는 관절이나 뼈 질환이 있다고 의사로부터 들은 적이 있다.
- 의사에게 심장질환이 있다고 들은 적이 있다.
- 자주 가슴에 통증을 느낀다.
- 현기증을 느끼거나 심하게 어지러운 적이 있다.
- 나이가 65세 이상이고 심한 운동을 해본 적이 없다.

격언 한마디

운동과 절제는 노경(老境)에 이르기까지 젊은 시절의 힘을 어느 정도 보존해 준다.

– M.T. 키케로

연령대에 맞는 운동을 선택하자

● **유산소운동과 근력운동을 병행한다.**
나이가 들어감에 따라 근력운동의 강도나 비율을 줄여나간다.

● **20대, 가장 완전한 기능을 발휘할 수 있다.**
신체적으로 가장 완전한 기능을 발휘할 수 있는 연령대이
다. 그러므로 이를 유지하기 위해서는 손쉬운 운동으로 체
력을 단련한 후 차츰 자신이 좋아하는 운동을 하는 것이 좋
다. 그러나 젊을 때 무리한 운동을 하게 되면 나중에 후유
증이 발생할 수 있으므로 주의하는 것이 좋다.

● **30대, 체력을 유지하는 운동을 한다.**
가장 왕성한 활동을 할 시기이므로 체력단련보다는 체력을 유
지해야 한다. 몸이 굳어지는 것을 막기 위해 스트레칭으로 몸
의 유연성을 높이도록 하며, 조깅이나 빨리 걷기, 에어로빅,
헬스 등으로 시작해서 차츰 그 강도를 높여나가는 것이 좋다.

71

● 40대, 몸에 무리를 주지 않는 운동이 좋다.

몸이 많이 굳어져 순발력이나 지구력이 약해지며 이곳저곳
에서 문제가 발생하는 시기이다. 심한 운동보다는 문제가
있는 곳의 치료를 병행할 수 있는 운동이 가장 좋다. 고혈
압, 당뇨, 심장병 등에 조심해야 하며 골다공증에도 대비를
해야 한다. 몸에 무리를 주지 않을 정도로 가벼운 산책이나
단전호흡 같은 운동이 좋다.

● 50대, 격렬한 운동은 피하는 것이 좋다.

건강에 무리를 줄 수 있는 격렬한 운동은 절대적으로 피해야
한다. 운동으로 인해 앓고 있던 병이 악화될 수도 있다. 골프
나 자전거를 타거나 가볍게 걷는 것이 좋다. 또한 승부를 가
르는 운동이나 경쟁심을 유발하는 운동은 삼가야 한다.

● 60대, 먼저 전문가와 상담한 후 운동하는 것이 좋다.

운동을 할 때에는 먼저 의사와의 상담을 통해 맞는 운동과
하지 말아야 할 운동 등에 대해서 알아야 한다. 실외운동보
다는 실내운동을 하는 것이 좋다.

격언 한마디

몸을 잘 돌보고 조심해서 다루라. 사람의 몸은 여분이 없다. 그러니
평소 부지런히 운동도 하고 잘 먹어 두어야 한다.

– 앤드류 매튜스

올바른 주부운동

주부이기에 더욱 운동을 해야 한다. 주부들이 아침부터 밤까지 가정에서 많은 집안일을 하지만 그런 일은 운동이 되지는 못하고 피로를 느끼기 십상이다. 주부가 하루 종일 집에서 일을 하지만 그 노동이 대부분 손 운동이기에 비만해지기 쉽다. 그리고 집에서 많은 시간을 보내다보면 나태해지기 쉽다. 그렇기에 주부일수록 운동을 해야 비만을 막을 수 있고 건강에 유의할 수 있다.

● **운동이 살을 빼는 데 도움을 주는 것은 사실이지만 이것보다 더 중요한 것은 성인병이나 부인병을 예방하는데 있다.** 비만을 가진 주부는 성인병 및 부인병에 걸릴 확률이 높다. 그리고 생활에 활력을 잃어버리고 자신감을 상실한 우려가 있다. 운동은 이런 비만을 예방하는 것은 물론 성인병 및 부인병을 예방하여 생활에 활력을 가져다준다. 운동을 할 때 이러한 운동의 효과에 대하여 인식을 하면서 운동을 하는 것이 좋다.

● **주부들이 운동을 할 때, 운동의 목적을 가지는 것이 좋다.**

개인마다 운동을 하는 목적은 각자 있지만 그 목적이 단지 살을 빼기 위함이라면 원하는 운동의 효과를 얻기 힘들다. 살을 빼는 것 이외에 운동의 목적을 가졌을 때 운동을 꾸준하게 행할 수 있고 그 효과도 커지는 것이다.

● **자신의 상황에 맞는 운동의 종류 및 시간, 빈도를 선택한다.**

시작할 때부터 자기의 상황에 맞지 않게 너무 강도 높은 운동을 하게 되면 몸에 무리를 주는 것은 물론 포기하기 쉽다. 그리고 특정부위의 몸매를 위하여 그 부분만 집중적으로 운동을 하려는 경향이 있으나 몸 안의 지방은 어떤 특정 부위에서만 빠지지 않고 전체적으로 골고루 빠지기에 전신운동이 좋다.

● **운동을 시작했다면 꾸준하게 운동한다.**

빠른 시간 내에 효과는 나타나지 않는다. 자신이 운동으로 어떤 효과를 보려면 운동이 생활화되어야 한다. 그리고 목적을 가지고 꾸준하게 운동을 하다보면 성취감도 이룰 수 있다.

격언 한마디

여자가 근심하고 노여움에 속이 상하기를 오래 쌓이면 유방에 멍울이 생겨서 아프지도 않고 가렵지도 않은 채 5년, 7년 지나면 종기, 겉이 자흑색이 되고 속에서부터 썩어 허물어지기 시작하는데 이렇게 되는 증상을 유암(乳巖)이라고 한다.

– 동의보감

직장인을 위한 운동

지금 직장인들은 위험하다. 다들 건강에 대하여 관심이 있지만 사회적, 환경적 요인으로 실질적으로는 건강관리를 제대로 하지 못하고 있다. 그럼으로써 직장인들은 육체적인 피로와 정신적인 피로가 합쳐져서 과로로 이어진다. 직장인들은 높은 강도의 작업과 오랜 시간의 근무, 그리고 불규칙한 생활형태 등의 원인으로 한번 쌓인 피로는 쉽게 회복되지 않고 계속적으로 몸의 상태가 나빠져 결국 일의 능률저하를 가져오고 있다. 그렇기에 지금 직장인들에게는 무엇보다도 건강관리와 운동이 필요하다.

● 환경을 조성하라.

직장인들이 건강을 유지하기 위해서는 자기관리, 적정한 근무시간과 적정한 휴식시간, 환경개선 등이 중요하지만 실제로 일개인이 실천하기는 어려울 것이다. 직장인들이 이런 사회적, 환경적 어려움 속에서도 자신이 실천할 수 있는 것들은 실천을 해야 하는 것이다. 그 중에서도 직장인이 실천해야 할 것으로 중요한 것은 먼저 마음가짐이다. 규칙적인 생활의 실천과 건강을 위한 환경을 조성하려는 마음을 가지는 것이다. 규칙적인 식사, 건강한 마음가짐, 운동, 금주, 금연 등을 실천하고 충분한 수면, 적절한 휴식을 취하는 것이 직장인의 건강관리에 있어 무엇보다 중요하다.

● 적절한 운동을 하라.

운동이 건강에 도움을 준다는 것을 알면서도 대부분의 사람들이 실천을 하지 못하고 있다. 그렇다고 운동을 무작정 하게 되면 건강을 해치거나 심지어 불의의 사고를 당할 수도 있다. 운동을 하는데 있어 자신의 상황에 맞는 운동을 하는 것이 중요하다.

● 잘못된 운동상식을 버려라.

운동을 꾸준하게 하는 것도 중요하지만 무리를 한다면 좋지 않다. 그리고 또한 무리를 하지 않는다고 하여 너무 느슨하게 하면 운동효과를 얻을 수 없다. 한 달에 한두 번 산에 가는 것으로 운동을 다했다고 생각하지는 말라. 그리고 무작정 집 주변을 그냥 걷는다고 해서 운동이 되는 것은 아니다. 적절한 운동의 선택과 강도 그리고 빈도가 운동의 효과를 가져 오는 것이다.

● 운동의 강도와 빈도를 높여라.

지금까지 별다른 운동을 하지 않았다면 가벼운 운동을 시작하여 점점 강도를 높여 나가라. 운동을 하지 않다가 갑자기 무리를 하게 되면 몸에 피로만 누적시킬 것이다. 가볍게 운동을 시작해서 점점 강도를 높여 나가라.

격언 한마디

운동선수에게는 건강한 상태가 가장 위험하다. 왜냐하면 그런 상태는 그대로 유지될 수도 없고, 더 좋아질 수도 없는 상태이기 때문이다. 오로지 더 나빠질 수만 있을 뿐이다.

― 히포크라테스

일상에서 실천하라

● 집안에서 해야 할 일은 즐거운 마음으로 온 가족과 함께 하라.

● 식사를 하기 전과 후에는 가볍게 산책을 하라.

● TV를 볼 때 TV리모컨은 가능한 한 멀리 두고 앉아서 보고, 전화를 받을 때에는 일어서서 받아라.

● 애완동물을 키울 경우, 애완동물을 데리고 산책하라.

● 가족과 함께 할 수 있는 여가활동을 구상하고 실천하라.

격언 한마디

양생(養生)을 힘쓰는 사람은 새벽에 깨어나면 이를 마주치는 운동을 하는데 그렇게 하면 평생 치아의 병을 모르고 지내게 된다.

– 동의보감

직장에서 실천하라

● 아이디어 회의를 할 경우, 가능하다면 산책을 하면서 하라.

● 동료에게 물어봐야 할 일이 있는 경우, 전화를 하기 보다는 직접 찾아가라.

● 직장에서 하는 운동경기는 꼭 참여하라.

● 출 · 퇴근 시, 몇 정거장 먼저 내려서 걸어라.

● 점심시간에 점심을 먹고, 걸을 수 있는 주변을 산책하라.

격언 한마디

건강한 육체는 영혼의 객실이요, 병약한 육체는 그 감방이다.

― O. 와일드

공해를 피해 운동하라

도시에서 살아가는 사람들은 눈에 보이지는 않으나 공기오염에 항상 노출되어 있다. 이는 건강에 나쁜 영향을 끼치는 것은 이론의 여지가 없다. 운동을 할 때도 공해를 피해서 운동하는 요령을 익혀야 한다. 몸이 좋아지기 위하여 운동을 하는데 도리어 그것이 오염덩어리를 흡입하는 결과가 되어서는 안 된다.

● 확 트인 공간에서 운동한다.

● 바람이 없는 날에는 나무그늘 밑에서 오랜 시간 운동하거나 쉬지 않는다.

● 운동 중에는 담배연기를 마시지 않도록 주의한다.

● 흡연자는 운동을 마친 후, 가빠진 호흡이 정상으로 돌아올 때까지 담배를 피우지 않는다.

● 교통체증이 가장 심한 시간대에는 운동을 하지 않는다.

● 오존량은 해가 화창한 날에 많으므로 이러한 시간은 피한다.

● 오존주의보에 귀를 기울이며 오존경보 시 운동을 하지 않는다.

격언 한마디

건강한 자는 모든 희망을 안고, 희망을 가진 자는 모든 꿈을 이룬다.

− 아라비아 속담

일을 하기 전에 간단한 운동을 하라

● 작업 전 간단한 운동은 관절의 유연성을 증가시킨다.

● 작업 전 간단한 운동은 올바른 근육 균형의 유지에 도움을 준다.

● 작업 전 간단한 운동은 동작의 가동성을 높임으로써 관절 부상 및 요통예방에 도움을 준다.

● 작업 전 간단한 운동은 주의력 및 집중력을 높이기 때문에 안전사고 예방에 도움을 준다.

● 작업 전 간단한 운동은 자극을 가한 근육 속에 혈류량을 높인다.

● 작업 전 간단한 운동은 작업의 수행능력을 높인다.

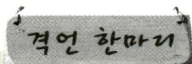

건강의 유지는 생리학적(生理學的) 도덕이기 때문에 우리의 의무이다. 이것이 존재한다는 것을 아는 사람은 극히 드물다.

– 스펜서

컴퓨터를 올바르게 사용하자

많은 사람들이 하루의 대부분을 컴퓨터 앞에 앉아서 보낸다. 그 시간은 자신이 알게 모르게 점차 증가하고 있는 실정이다. 자신의 건강을 지키기 위해서는 장시간 컴퓨터를 사용하는 네티즌들은 컴퓨터를 올바르게 사용하는 습관을 가지는 것이 좋다.

● 모니터의 위쪽에서 아래쪽까지 15~30° 정도의 각도를 주고 모니터와 눈은 최소한 45Cm 정도의 거리를 둔다.

● 키보드나 마우스를 사용할 때에는 어깨에서 팔꿈치까지는 지면과 수직을 유지하는 것이 좋다.

● 팔꿈치에서 손목까지는 수평이 되도록 의자의 높이를 조절하여 앉는다.

● 의자에 앉을 때는 척추가 휘지 않도록 등받이에 바짝 기대어 앉는 것이 좋다.

● 한 시간 작업한 뒤 10분은 쉰다. 눈이 피로하고 어깨근육이 결리면 그때마다 휴식을 취하는 게 좋다.

● 적절하지 않은 조명의 강도와 적합하지 않은 크기의 책상은 피하고 작업 공간을 충분히 확보한다.

● 작업할 문서는 눈높이에 맞추고 가까운 곳에 두어 가능한 한 고개를 많이 돌리지 않도록 한다.

● 근시나 노안이 있는 경우에 의사의 처방을 받아 VDT 작업용 안경을 착용한다.

격언 한마디

병에 걸린 뒤에야 건강의 귀중함을 생각하고 난을 당한 뒤에야 평화의 복됨을 생각하는 것은 지혜롭지 못하다. 요행을 구하는 것은 재앙의 근원이 됨을 알고 삶을 탐하는 것은 죽음의 근원이 됨을 먼저 알아야 한다.

– 채근담

장시간 컴퓨터를 사용하는 네티즌을 위한 운동

● **목 근육을 풀어 주어라.**

등을 폈다가 구부린 후, 똑바로 앉아서 고개를 꼿꼿이 세운다. 천천히 오른쪽 귀를 오른쪽 어깨에 대면서 고개를 돌려 앞으로 숙였다가 다시 든다. 이런 동작을 2~3회 반복한다.

● **어깻죽지를 죄어 주어라.**

똑바로 서서 머리 뒤로 양손을 깍지 낀 채 어깨를 힘껏 죈다. 어깨에 힘을 준 상태에서 숨을 깊이 들이마셨다가 다시 내쉬면서 근육의 힘을 푼다.

● **어깨를 으쓱거려 주어라.**

어깨를 천천히 귀 쪽으로 올렸다가 다시 뒤로 돌려서 내린다. 이런 동작을 3~5회 반복한다.

● 어깨를 돌려주어라.

배영을 하는 것처럼 한 팔을 먼저 뒤로 돌리고 다시 다른 팔을 돌린다. 이런 동작을 3~5회 반복한다.

● 등을 펴 주어라.

손바닥을 앞으로 향한 채 두 팔을 앞으로 쭉 뻗는다. 깊은 숨을 들이쉬면서 천천히 두 손을 끌어당긴다. 3~5초 동안 이런 자세를 유지하다가 숨을 내쉰다. 3~5회 반복한다.

● 온몸을 펴 주어라.

자리에서 일어나 양손을 머리위로 치켜 올리고, 천장까지 손이 닿도록 힘껏 뻗는다. 다시 손을 한 쪽씩 머리위로 올려서 천장을 향해 힘껏 뻗는다.

● 손가락 근육을 풀어주어라.

양손의 손가락을 힘껏 쫙 편 채 2초 정도 가만히 있다가 다시 2초 동안 주먹쥐기를 3~5회 반복한다.

● 손목을 돌려주어라.

두 팔을 쭉 편 후 손가락 끝으로 원을 그리듯이 양쪽방향으로 각각 열 번씩 돌린다.

● **팔목안쪽 근육을 풀어주어라.**

손바닥을 위로 한 채 다른 쪽 손으로 손가락을 가볍게 잡아 당긴다. 5초 동안 잡아 당겼다가 놓기를 3~5회씩 반복한다.

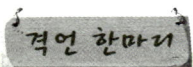

격언 한마디

건강과 지성은 인생의 두 가지 복(福)이다.

– 메난도로스

담배와 술로부터 지키는 건강

담배를 끊자

● **담배는 한 번에 딱 끊어야 한다.**

담배는 기호식품이 아닌 마약과도 같은 중독성 약물이라고 생각해야 한다. 흡연자 자신뿐만 아니라 주위 사람들의 건강에도 치명적인 해악을 미치고 있다. 그러므로 담배를 조금씩 서서히 끊겠다는 생각은 버려야 한다. 그렇게 되면 평생 담배의 해악에서 벗어날 수 없다. 마음을 굳게 먹고 한 번에 끊도록 해야 한다.

● **담배를 피우는 횟수를 줄여나간다.**

담배를 한 번에 끊기 어려운 경우, 한 달 정도 기간을 정해서 담배를 피우는 횟수를 줄여나간다. 또한, 뻐끔 담배로 바꾸고 3번 정도만 입에 대고 불을 끈다. 입 안이 쓰기 때문에 왜 담배를 끊어야 되는 지를 긍정적으로 생각하게 되면 좋다. 장점은 금단현상이 거의 없다. 담배를 피우고 싶을 때, 찬물을 조금씩 마시고, 커피를 마시지 않는다.

● **다른 사람에게 담배를 끊었다고 선포한다.**

담배를 끊는 것은 절대적으로 본인의 의지력에 좌우된다. 그러나 주위의 도움이 주어진다면 훨씬 쉬워진다. 간혹 자신이 금연에 실패할까봐 주위 사람들에게 말을 못하는 경우도 많고, 오히려 금연을 선포하면 장난기가 발동하여 이를 방해하는 사람도 있으나 일정한 시기만 이겨내면 그들도 적극적으로 도움을 주게 된다.

● **금단증상을 이길 수 있는 대체요법을 알아두자.**

금연 후 3~4일이 지나면 자신도 모르게 불안해지고, 초조해지며, 무기력해지고 불면 등 금단증상이 나타난다. 이 기간을 잘 넘기게 되면 그만큼 금연을 할 수 있는 확률은 높아진다. 금단증상을 이길 수 있는 방법으로는 담배, 라이터, 재떨이 등을 안 보이는 곳에 치우고 물을 마시거나 운동을 하여 담배에 대한 생각을 잊거나, 껌이나 은단, 사탕 등으로 대체하면 효과를 거둘 수 있다.

● **스트레스를 피한다.**

스트레스는 건강에 관한 한 최대의 적이다. 금연을 할 때에도 역시 스트레스를 받게 되면 먼저 담배를 찾게 된다. 그러므로 스트레스를 받지 않도록 모든 일에서 여유를 가지고 느긋한 마음으로 대처해야 하며, 스트레스를 해소할 수 있는 방법을 담배가 아닌 다른 것에서 찾아야 한다. 특히 금연으로 인한 스트레스로 인해 다시 담배를 피우는 일이 없도록 해야 한다.

● 담배를 끊을 수 있는 기회를 잘 이용한다.

자신이나 가족이 아프게 되면 이를 기회로 삼아 금연의 날로 삼아보자. 단순히 감기에 걸렸을 때라도 담배를 피우게 되면 목이 더 아프게 되는 등 고통을 당하게 되므로 담배를 멀리 하게 된다. 이럴 때를 금연의 날로 정해서 실행에 옮겨보자.

● 과음은 담배를 부른다.

금연을 하는데 방해가 되는 것으로 술이 있다. 술을 마시게 되면 금연을 하던 사람도 취기로 인해 담배를 찾게 된다. 그러므로 술자리는 될 수 있으면 피하는 것이 좋다. 정 피할 수 없는 자리라면 술 대신 음료수나 물을 마시는 것이 현명하다.

● 금연은 지속적으로 관리해야 한다.

자신이 금연에 성공했다고 생각해도 담배는 항상 자신의 곁에서 유혹의 추파를 던지고 있으므로 지속적으로 금연에 대한 생각을 잊으면 안 된다. 특히 동료의 유혹, 심한 스트레스, 과음으로 인해 지금까지 참았으니 '딱 1대쯤이야' 하는 안이한 생각으로 담배를 피우게 되면 몇 년 동안 금연한 사람도 다시 담배를 찾게 되는 경우가 많으므로 항상 주의해야 한다.

격언 한마디

바로 오늘 밤 나는 담배를 끊겠다! 분명히 이 정복할 수 없는 목적이 실현되는 어떤 다른 세계가 있을 것이다.

– 찰스 램

잘못 알고 있는 음주상식

● **반주로 마시는 술은 약이 된다?**

식사를 할 때 꼭 반주를 곁들여야 하는 사람들이 있다. 그러나 그런 사람이 식사할 때만 술을 마시는 경우는 드물다. 간혹 소량의 알코올을 섭취함으로써 병을 예방하는 경우도 있으나 대부분의 사람들이 그 적정선을 지키지 못하여 간질환, 암, 뇌 질환, 알코올 중독, 음주사고 등의 피해에서 벗어나지 못한다. 과음은 자신뿐만 아니라 사회적으로도 많은 병폐를 안고 있는 것이다.

● **약한 술이 몸에 낫다?**

약한 술이건 독한 술이건 술은 알코올의 농도에 관련된 것이 아니라, 양의 문제가 되는 것이다. 양주보다는 맥주를 마실 때 큰 잔에 많은 양을 마시게 되므로 그 영향은 비슷하게 된다.

술과 담배는 별개다?

술을 마시는 데 빠지지 않는 것이 담배이다. 평소 담배를 피우지 않는 사람도 술이 들어가면 무의식적으로 담배를 피우는 경우가 많다. 그러나 술을 마실 때 담배를 피우는 것은 산소 결핍을 초래하여 아세트알데히드라는 독극물을 분해하여 초산이 되는 것을 더디게 하여 질병을 초래할 수 있다.

술꾼은 정력이 세다?

술을 조금 마시게 되면 분위기를 돋워 성생활에 도움이 되지만, 과음을 하게 되면 오히려 남성호르몬 생성에 영향을 미쳐 발기부전을 초래하며 지속적으로 이런 현상이 나타날 수 있다.

탄산음료나 이온음료를 섞어 마시면 덜 취한다?

술을 잘 못 마시는 사람이나 술을 많이 마시려는 사람들은 탄산음료를 섞어 마셔 덜 취하려고 한다. 그러나 이것은 마시기는 편할지 모르나 탄산음료는 위산의 분비를 촉진시키며, 이온음료는 알코올의 체내흡수를 빠르게 하여 오히려 더 취하거나 몸에 안 좋다. 차라리 물이나 우유를 같이 마시는 편이 좋다.

● 술을 마실 때 얼굴이 붉어지면 건강하다?

흔히 술을 못하는 사람의 경우 한 잔만 마셔도 얼굴이 붉어지면 다른 사람들로부터 건강해서 그렇다는 말을 많이 듣는다. 그러나 이는 건강과는 전혀 관계가 없는 것이며 단지 알코올을 제대로 분해하지 못해서 일어나는 현상인 것이다. 그러므로 얼굴이 붉어지는 사람은 술을 피하는 것이 좋다.

● 양주를 마시면 뒤끝이 깨끗하다?

소주와 같은 희석식 술보다 발효주나 증류주인 고급술을 마시면 다음날 일어날 때, 숙취도 없이 거뜬하게 일어난다고들 생각하기 쉬우나 이것은 잘못된 생각이다. 구토를 일으키는 것이나 숙취 등의 부작용은 나쁜 술을 마셔서 생기는 것이 아니라 술을 너무 많이 마셔서 제대로 해독을 하지 못해서 나타나는 현상이다.

격언 한마디

술은 게으름의 원인이 되는 것이다. 술에 빠지게 되면 다음과 같은 여섯 가지의 과오가 생긴다. 첫째, 당장 재산의 손실을 입게 되며, 둘째, 다툼이 잦아지며, 셋째, 쉽게 병에 걸리며, 넷째, 악평을 듣게 되며, 다섯째, 벌거숭이가 되어 치부를 드러내게 되며, 여섯째, 지혜의 힘이 약해진다.

– 아함경

올바른 음주습관

- 남이 권하는 대로 다 마시지 말고 자신의 주량만큼만 마신다. 또한 다른 사람에게 억지로 권하지 않는다.

- 빈속에 술을 마시지 말아야 하며, 술이 완전히 해독된 후에 마신다.

- 술을 급하게 빨리 마시지 말고 많은 이야기를 나누며 맛을 음미하듯이 천천히 조금씩 마신다.

- 술잔은 돌리게 되면 술을 많이 마시게 되고, 간염 등 질병을 옮길 수 있으므로 돌리지 말아야 한다.

- 몸이 아프거나 약을 복용할 때는 그 이유를 밝히고 마시지 않겠다는 의사를 밝혀두어 술을 권하지 않게 한다.

- 술은 취하기 위해서 마시는 것이 아니라 분위기를 돋우기 위해 마시는 것임을 잊지 않는다.

- 술을 마시기 위해 2, 3차 자리를 옮기지 않고 술자리는 1차에서 끝낸다.

- 조금이라도 술을 마셨을 경우에는 절대로 운전을 하지 않는다.

- 과음은 자신의 치부를 드러내게 하며, 애써 쌓은 명예를 실추시킬 수 있다는 것을 명심한다.

- 술은 공복에 마시지 않으며, 마셨을 때에는 반드시 안주를 같이 먹는다.

- 술을 마시고 나면, 최소 3일은 쉬어야 한다.

격언 한마디

"술은 성욕을 일으키기도 하고 일으키지 않기도 하더군요. 마음만 들뜨게 해 놓았지, 막상 하려고 하면 힘을 못 쓰거든요. 그래서 과음은 성욕에 대해선 얼렁뚱땅 하는 놈이죠. 마음만 일으켜 놓았다가 죽어 버리니까요. 힘을 내라고 한 뒤에 삼가라고 하는 거예요."

– 셰익스피어의 [맥베스]

음주에 대한 유용한 상식

● 술을 많이 마시게 되면 구강, 식도, 위, 간 등에 자극을 주어 탈수증상을 일으키게 되며, 세포조직의 복구능력을 떨어뜨린다. 또한 뇌세포의 파괴를 가져와 기억력 감퇴, 사고능력의 저하를 불러온다. 특히 과음을 하여 간의 분해능력을 초과하게 되면 간, 뇌, 심장 등에 치명적인 영향을 미치게 된다.

● 술을 마시기 전에 음식을 먹어 두어 알코올의 흡수를 적게 하며, 물을 자주 마셔 농도를 떨어뜨리는 것이 좋다. 안주로는 지방간을 유발하는 기름진 안주는 피하고 식물성 단백질이 풍부한 것을 많이 먹는다.

● 술을 분해할 때 많은 산소를 필요로 하므로 담배를 피우거나 공기가 안 좋은 곳은 피하는 것이 좋다. 이것은 공기가 좋은 바닷가나 산에서 술을 마시면 덜 취하는 것과 같다. 또한 술을 더 이상 마시지 못할 것 같으면 주저하지 말고 마시지 않겠다는 말을 해야 한다.

● 과음을 하게 되면 숙취로 고생을 하게 된다. 심한 경우 며칠을 고생하는 사람들도 있다. 숙취를 해소하려면 비타민이 많이 있는 과일이나 비타민제를 복용하는 것이 좋다. 또한 녹차는 지방 흡수를 감소시키고 배설작용을 도와 지방간을 억제하는데 도움이 된다.

격언 한마디

술이 사람을 취하게 하는 것이 아니라 사람이 스스로 취하는 것이요, 색(色)이 사람을 미혹시키는 것이 아니라 사람 스스로 미혹되는 것이다.

– 명심보감

story
06

질병의
예방으로
지키는 건강

모든 병의 근원인 감기를 예방하자

● 감기를 그대로 방치하면 모든 병의 근원이 될 수도 있다. 그러나 감기에는 특효약이 없다. 감기의 치료보다는 예방하는데 노력을 기울이는 것이 현명하다.

● 아직까지 감기에는 특효약이 없는 실정이다. 감기 바이러스는 가장 흔한 리노바이러스를 비롯하여 200여 종이 있다. 그렇기에 감기 바이러스를 모두 죽일 수 있는 항바이러스제는 아직 개발되지 않았다.

● 감기에 걸리면 푹 쉬는 것과 물을 자주 마시는 게 가장 좋다.

● 감기를 예방하려면, 하루 비타민C를 1,000mg 이상 복용하면 좋다고 노벨 화학상 수상자인 미국인 폴링 박사는 주장한다. 그러나 모든지 너무 과하면 문제이다. 비타민C를 복용하더라도 적당한 양을 섭취하라.

만약 감기에 걸려 감기약을 복용할 경우, 해당 증세만 치료하는 약을 먹는 게 좋다. 코감기면, 코충혈제거제인 슈도에페드린이나 항이스타민제만 먹는 게 좋고 몸살이나 열감기면, 아세트아미노펜이나 아스피린을 먹는 게 좋다. 또 기침감기면, 진해제인 덱스트로메토르판이나 클로페라스틴을 먹는 게 좋고 가래가 끓으면, 거담제인 S-카르복시메틸시스테인이나 암브록솔, 헤데라코시드 C를 먹는 게 좋다. 목감기 초기면, 클로르헥시딘을 먹거나 가글액과 같은 구강소독제를 사용하면 좋다.

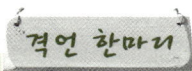

구강을 튼튼히 하자

● 식사 후 당분이나 음식 찌꺼기가 입안에 남아 있지 않도록 반드시 이를 닦고 잠자기 전에도 반드시 이를 닦는다.

● 하루에 몇 번을 닦는가는 중요한 것이 아니며, 이를 닦을 때는 위아래 구석구석 철저하게 닦는다.

● 이 틈에 음식물이 끼었을 때는 이쑤시개보다는 치실과 치간 칫솔의 사용을 습관화한다.

● 당분이 많은 음식과 고기는 적게 먹고, 과일과 야채를 많이 먹는다.

● 충치예방을 위해 일정 농도의 불소가 함유된 치약과 물을 마신다.

- 치아 하나하나를 깨끗이 닦고 거울에 이와 잇몸을 자주 비춰 본다.

- 정기적으로 치과를 찾아 검진을 받고 스케일링을 받아 충치나 잇몸질환을 예방한다.

- 딱딱한 것을 깨뜨리거나 병마개 따기와 같이 치아에 무리가 가는 일은 하지 않는다.

- 치아착색, 입 냄새, 구강암 등을 유발할 수 있는 담배를 끊는다.

- 어릴 적부터 이 닦는 습관을 들이고 젖니를 잘 관리하여 덧니 발생을 예방한다.

격언 한마디

수양하여 이를 튼튼하게 하는 방법
백 가지 양생법이 있을지라도 입안의 치아를 튼튼하게 하는 것보다 중요한 것은 없다. 양치질과 입안을 씻어내는 것을 하지 않으면 이가 상하고 충치가 생기는 매체가 된다. 늘 양치와 씻기를 부지런히 하여야 이가 튼튼하다.

– 동의보감

피부를 건강하게 유지하자

● **청결을 유지한다.**

일상생활을 하면서 피부는 각종 먼지와 공해 그리고 땀을 통해 배출된 노폐물 등으로 인해 심하게 더럽혀진 상태이다. 그러므로 건강한 피부를 유지하려면 자주 씻어야 한다.

● **잠은 충분히 그리고 숙면을 취해야 한다.**

잠을 충분히 자지 못하거나 설치게 되면 피부는 거칠어지게 된다. 잠은 몸의 피로도 풀어주지만 피부도 쉴 수 있게 해주어 원래의 탄력 있는 상태로 만들어 준다.

● **화장을 짙게 하지 않는다.**

요즘은 남성들도 화장을 하는 시대가 되었다. 그러나 잠시 아름답거나 멋있게는 보일지 모르나 짙은 화장은 피부의 모공을 막게 되어 땀의 배출이 원활히 이루어지지 않아 오히려 피부를 피곤하게 하며, 피부를 거칠게 만든다. 건강한 피부를 위해서는 화장을 하지 않는 것이 좋지만, 해야 한다면 알맞게 조금만 해야 한다.

● 약의 오남용을 피해야 한다.

여드름이나 습진 등 피부병이 생기게 되면, 아무 생각 없이 약을 먹거나 연고를 바르는 것은 오히려 피부를 상하게 만든다. 특히 호르몬이 함유된 약은 반드시 의사의 정확한 처방을 받은 후 사용해야 한다.

● 마음을 여유롭게 가져야 한다.

일상생활에서 너무 조급하게 마음을 먹거나 화를 잘 내거나, 스트레스를 받게 되면 마음이 불안정하게 되어 체내에서 호르몬이 과다 분비되거나 간을 손상시켜 피부를 상하게 된다. 그러므로 조금만 여유를 가지고 느긋하게 생활하는 것이 좋다.

● 균형 잡힌 영양을 섭취한다.

식욕이 없거나 바쁘다는 핑계로 끼니를 거른다거나 인스턴트식품으로 허기를 달래는 것은 영양 공급이 제대로 되지 않아 피부가 거칠어지고 활력도 잃게 된다. 따라서 균형 잡힌 영양을 섭취하는 것은 단지 피부만을 위해서가 아니라 건강 유지를 위해서도 필요한 것이다.

● 커피, 담배, 술을 삼가야 한다.

음식을 섭취하면 커피를 마시게 되고 커피를 마시면서 꼭 담배를 피워야 하거나, 술을 마시면 꼭 담배를 피워야 하는 사람들이 많다. 요즘은 담배를 피우는 여성도 상당히 많다. 그러나 커피에 포함된 카페인은 수면을 방해하고, 담배의 니코틴은 혈액을 탁하게 만든다. 술 또한 위, 간, 장에 영향을 미쳐 피부를 손상시키게 만든다.

● 햇빛에 장시간 피부를 노출시키지 않는다.

햇빛은 우리가 살아가면서 없어서는 안 될 중요한 것이지만 최근 지구의 오존층에 커다란 구멍이 뚫리면서 더 많은 자외선이 포함되어 있어 이에 장기간 노출되면 피부를 손상시킬 뿐만 아니라 암, 돌연변이를 일으키기도 한다. 그러므로 자외선이 강하게 내리쬐는 시간대에는 외출을 삼가거나 피부에 직접 닿지 않도록 유의를 해야 한다.

격언 한마디

짠 것을 많이 먹으면 혈맥이 잘 통하지 못하고, 즉 동맥경화증과 고혈압이 되어 살색이 변하고, 쓴 음식을 많이 먹으면 피부가 거칠어지고 털이 빠지며, 매운 것을 많이 먹으면 근육이 당기고 손톱이 마르며, 신 것을 많이 먹으면 살이 두꺼워지고 주름이 잡히며 입술이 말려 올라가고, 단 것을 많이 먹으면 뼈가 쑤시며 머리카락이 빠진다.

– 동의보감

생명을 위협하는 고혈압을 예방하자

● 자기 몸의 상태를 알고 적절한 관리를 할 때 건강한 몸을 유지할 수 있다. 고혈압 증세를 느낀다면 당신의 혈압을 체크하라.

● 고혈압이 나타나면 방치하거나 민간요법에 의존하지 말고 의사의 정확한 진단을 받아 의사의 지시에 따라 처방된 약을 복용하라.

● 고혈압을 예방하려면 충분한 수면을 취하고, 즐겁게 생활하라. 그리고 운동을 시작하여 당신의 몸무게를 적절하게 조절하라. 삶의 자세와 질병과는 밀접한 관련이 있는 것이다. 당신이 삶의 자세를 어떻게 가지느냐에 따라 고혈압은 물론 각종 질병을 예방할 수 있다.

● 고혈압만이 아니라 다른 병을 예방하는 것에도 중요한 것이지만 과음을 피하라. 적당량의 술은 당신의 건강에 도움을 주지만 과음은 당신의 건강을 해치는 주요인이다. 그리고 금연을 실천하라. 담배는 건강에 있어 백해무익한 것이다.

● 오늘날에는 염분의 과다섭취가 문제가 되고 있다. 고혈압을 예방하려면 염분의 섭취량을 줄여라.

● 고혈압 증세가 있다면 추운 날에는 각별히 조심한다.

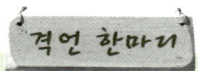
격언 한마디

풍 · 고혈압은 모든 병의 으뜸가는 것이다. 풍이 변해서 딴 병들이 되는데 편풍 · 뇌풍을 비롯해서 15가지의 여러 가지 풍증이 있다.

― 동의보감

골다공증을 예방하자

골다공증 자체로는 증상을 나타내지 않고 뼈에 작은 구멍이 많이 나서 무르고 쉽게 부러지는 상태가 된 증상을 말한다. 골다공증은 호르몬 질환 등 여러 질환의 증세로도 생기지만 보통은 뼈의 노화현상으로 생긴다. 뼈의 노화는 누구에게나 생기는 것이지만 연령에 비해 빨리, 그리고 심하게 생긴 경우를 골다공증이라고 말하고 이런 경우에는 치료를 해야 된다. 골다공증에 걸리면 작은 충격에도 골절되기 쉬우므로 주의해야 한다. 골다공증을 예방하려면 다음 몇 가지를 준수하면 좋다.

● 평소에 우유, 치즈, 요구르트, 계란, 양배추 등 고칼슘 식품을 섭취하고 멸치 등 뼈째 먹는 생선, 녹황색 야채, 과일 등 칼슘과 비타민이 풍부한 식품을 적절하게 섭취하라. 그리고 칼슘과 인산이 다량 함유되어 있는 사골 곰탕을 자주 먹는 것도 골다공증을 예방한다.

● 햇볕을 쬐면서 운동을 자주 하고 적당한 운동으로 근육을 강화시키면 골다공증을 예방할 수 있다.

● 담배와 술을 피하라. 또 카페인이 많이 들어 있는 음료는 되도록 마시지 말고 칼슘의 흡수를 방해하는 커피는 많이 마시지 않도록 줄인다. 그리고 칼슘 대사에 영향을 끼치는 과음은 피한다. 콩팥을 통해 칼슘을 배출시키는 짠 음식을 피하는 것도 골다공증을 예방한다.

● 뼈를 약하게 하는 관절염에 대한 약물을 사용할 때 주의하고 칼슘 흡수를 방해하는 변비약 사용에 있어서도 주의를 기울여라.

● 골다공증이 빠르게 진행된다면 의사의 지시에 의하여 뼈가 약해지는 것을 막는 약을 복용하거나 뼈를 만드는 것을 촉진하는 약을 복용하라.

● 비타민D를 복용하라. 칼슘 보충제와 장의 칼슘 흡수를 도와주는 것으로 알려진 비타민D 보충제를 복용하면 골다공증 위험을 50%나 줄일 수 있다는 보고서가 발표되었다. 미국 터프츠대학의 베스 도슨-휴즈 박사는 연구보고서에서 칼슘과 비타민D 보충제를 매일 복용하면 뼈조직이 소멸·생성되는 속도인 뼈의 신진대사 회전율이 느려지고 뼈 밀도가 유지되거나 약간 증가하는 효과를 거둘 수 있는 것

으로 밝혀졌다고 말했다. 하지만 정도를 넘어서 섭취하는 것은 비타민D 과잉증을 불러올 수 있다.

격언 한마디

영양소의 효력은 뼈와 골격의 모든 부분, 근육, 정맥과 동맥, 힘줄과 막, 살결, 지방, 피골수, 뇌, 척수, 내장 등 여러 부분에 미치고 있다. 그 힘은 몸의 열, 호흡, 수분에까지 이른다.

– 히포크라테스

척추의 균형을 지키자

척추는 우리 몸에서 아주 중요한 기관이다. 많은 사람들이 살아가면서 한번은 겪어야 하는 요통과 수많은 질병의 원인이 신체의 기둥인 척추의 균형이 깨지면서 온다. 우리의 몸에서 척추는 두뇌로부터 척추뼈 안으로 내려오는 척수를 보호하고, 균형 잡힌 바른 자세를 제공한다. 또 몸의 움직임이나 모든 신체 작용을 정상적으로 작용할 수 있도록 조정하고 신체와 두뇌의 생명작용이 작용할 수 있도록 중요한 역할을 한다. 척추의 건강은 두말할 필요 없이 우리 몸의 건강을 위해서 꼭 필요한 것이다. 그리고 척추에 관한 질병도 병이 발생하고 치료하는 것보다는 예방이 최선의 대책이다. 척추의 건강에 좋은 생활자세 및 유의사항은 다음과 같다.

● 시간이 날 때마다 수시로 거울을 보면서 허리, 목, 어깨, 등을 바르게 펴는 동작을 반복해서 한다.

● 다리와 허리의 강화 운동 및 유연성 운동을 가끔 해준다. 그리고 뼈나 근육을 풀어주는 관절 운동도 수시로 한다. 그러나 허리에 무리가 가는 운동을 해서는 안 된다.

● 잠을 잘 때는 허리가 지나치게 휘거나 목에 굴곡이 지지 않도록 주의하고 새우잠을 잘 때에는 양 무릎에 베개를 고이고 5~6cm 높이의 베개를 베고 잠을 잔다.

● 컴퓨터를 사용할 때는 모니터를 눈높이에 두고 독서를 할 때에도 고개를 장시간 숙이지 않는다.

● 의자에 앉을 때는 무릎을 직각으로 세우고 엉덩이와 허리를 등받이에 밀착시킨다. 앉아 있을 때는 수시로 목을 뒤로 젖히고 소파에 앉을 때는 엉덩이를 깊숙이 들여 앉는다.

● 굽이 높은 신발은 허리에 상당한 무리를 주므로 되도록 굽이 높은 신발은 신지 않는다.

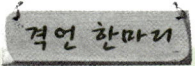
격언 한마디

건강한 신체에 건전한 정신이 깃든다.

– 유베날리스

탈모를 예방하자

인간의 몸은 복잡한 시스템이기에 탈모가 된다는 것도 유전적, 환경적, 질병적, 정신적 등 여러 가지 원인에 의한 결과로 머리가 빠지는 것이다. 하루에 정상적으로 약 100개 이상의 머리털이 빠진다. 그러나 빠지는 모발의 수가 비정상적으로 늘어나 모발의 전체 수가 감소하면 탈모로 보면 된다. 이에 대한 예방법은 다음과 같다.

● 먼저 자신의 상태를 확실하게 점검하는 것이 중요하다. 피부과 전문의나 탈모 전문 클리닉에 가서 두피상태와 탈모원인을 점검한다. 자신의 상태가 어느 정도인지 과학적으로 체크해야 한다. 탈모원인의 피부과적인 진료를 받고 그 치료를 받아야 한다.

● 진료에 의한 탈모의 환경적인 요인들 즉, 피부과적, 정신적인 원인과 상태를 파악했다면 그 요인을 최소화하는 방법을 취한다. 두피상태가 피부질환의 요소가 있다면 반드시 치료해야 한다.

● 정상적인 상태로 돌아왔다면, 두피의 건강을 꾸준히 지키고 탈모예방 노력을 한다.

● 건강한 신체를 유지하는 것이 가장 좋은 탈모예방 식이요법이다. 균형 잡힌 식사와 숙면이 가장 좋다. 그리고 탈모를 방지하려면 세포의 노화를 연장하고 건강한 세포를 더 오래 동안 유지할 수 있는 식사를 하는 것이 좋다. 산화방지 음식인 비타민, 미네랄함유 식품, 과일 등을 먹고 영양을 골고루 섭취한다. 튀김, 라면, 조미료, 햄버거, 등 인스턴트 음식을 가급적 먹지 않는다. 그리고 물을 많이 마시는 것도 좋다. 특별히 탈모예방에 도움이 되는 음식은 고단백질 식품이다.

격언 한마디

나는 육체에서 분리된 영혼이라는 것을 믿지 않는다. 나는 육체와 영혼은 동일한 것이며, 육체의 생활이 이미 존재하지 않게 되었을 때는 양자는 함께 끝난다고 생각한다.

- 앙드레 폴 기욤 지드

건강한 노후를 위해 치매를 예방하자

만약 집안에 치매노인이 있다면 이들을 돌보는 가족들의 가장 큰 어려움은 사랑하는 부모님이 정신적으로 피폐해 가는 과정을 지켜봐야 한다는 것이다. 치매는 환자 개인의 불행에 그치지 않고 가족 전체가 그 어려움을 함께 감당해야 하는 병이다. 늙어서 치매에 걸리기 쉬운 세 가지 유형이 있다. 출세나 이익에 너무 지나치게 집착하는 형, 너무 고고하고 점잖은 척하는 형, 홀로 지내기를 좋아하는 형. 치매는 크게 원발성과 속발성으로 나눌 수 있는 데 원발성은 원인을 알지 못하는 뇌의 퇴행성 질환으로 인한 치매이고 속발성은 질병의 결과로 인한 치매를 말한다. 원발성은 알츠하이머씨 병, 파킨슨씨병 등으로 인하여 발병하며 속발성은 다발성 뇌경색성, 약물성 등으로 온다. 우리나라 노인성 치매의 주류를 이루는 속발성 치매의 경우는 뇌졸중, 고혈압, 심장병 기왕력, 비만, 당뇨병, 알코올 중독 등의 요소와 관련된 뇌경색으로 혈관에 의한 영양공급이 중단되어 뇌세포가 위축되고 파괴되어 나타난다.

이에 대한 예방법은 다음과 같다.

● 과욕을 버리고 마음을 비운다. 아무리 바쁘더라도 하루 한
  두 잔 차를 마시는 여유를 갖는다.

● 뇌를 멈추게 하지 한다. 놀아도 바둑이나 장기 등 머리를
  쓰는 일을 간혹 하고 독서를 자주 한다.

● 자주 웃고, 또 웃을 수 있는 즐거운 일을 찾아 한다. 삶에 활
  력이 넘쳐날 것이고 뇌는 충분한 산소를 공급받을 것이다.

● 젊어서 너무 일에만 빠져 지내지 말고, 예술에 관심을 가
  지고 또 취미생활을 갖는다.

● 나이가 들면 친구들과 잘 어울려 지내고 오락이나 잡담으
  로 인생을 즐긴다.

격언 한마디

육체를 조종하는 것이 정신일진대 정신이 정도를 생각하고 있다면
육체는 자연히 정도를 걷게 된다.

— 채근담

아토피 피부염을 예방하자

아토피(Atopy)란 「비정상적인 반응」, 「기묘한 뜻을 알 수 없다」 등의 의미를 가지고 있는 말이다. 말 그대로 아토피 피부염은 다양한 원인이 복잡하게 뒤엉켜 나타나고 완화와 재발을 반복한다. 원인이 복잡하고 다양하다는 것은 그만큼 치료가 어렵다는 것을 뜻한다. 그렇기에 아토피는 완치가 어렵고 갈수록 아토피 환자는 늘어나고 있는 실정이다. 아토피 피부염은 팔꿈치, 무릎 뒤, 목, 귀 둘레, 얼굴, 손가락, 발가락 등의 피부가 두꺼워지고 거칠어지며 건성이 되어 심하게 가렵게 되는 병이다. 아토피 피부염의 원인은 잘 알려져 있지 않으나 유전적인 요소가 많고 면역계 결핍과 관련되어 있다. 그외에 건조한 피부, 정상인에 비해 쉽게 피부가려움증을 느끼는 특성, 세균·바이러스·곰팡이 등에 의한 감염, 정서적 요인, 환경적 요인 등이 서로 복합적으로 작용하여 일어나는 것으로 보인다. 아토피 피부염을 심하게 하는 요소로는 첫째, 화학물질, 세정제, 비누, 꽉 조이는 옷, 양모, 실크, 더운 것,

찬 것, 태양열 등이 있고 둘째, 알레르겐(allergen, 알레르기를 유발하는 물질)이 있고 음식 알레르겐과 환경 알레르겐 있다. 셋째, 아토피성 피부염에 동반되는 정서적 불안, 스트레스, 긴장, 좌절, 분노의 감정 등도 증상을 악화시키는 중요한 요인이다. 환자들은 이러한 감정을 가려움과 긁는 것으로 표출한다. 이에 대한 예방법은 다음과 같다.

● 열을 나게 하는 약을 피한다.

● 카페인이 든 음료수를 피한다.

● 맵거나 기름기 많은 음식을 피한다.

● 마음을 편안히 먹는다.

● 집안은 적당한 온도와 습도를 유지한다.

격언 한마디

갓난아기는 아직도 피부가 실하지 못하므로 지나치게 싸두어 덥게 하면 피부가 상하고 혈맥이 손상되어 피부에 종기가 생기고 땀이 많이 나서 감기가 들기 쉽다.

– 동의보감

121

치질을 예방하자

치질은 우리나라 사람들이 흔히 걸리는 질병이다. 그 이유는 섬유성 식품을 다량으로 섭취하므로 배변량이 많기 때문이다. 또한 배변체위(자세)의 부적당한 점도 치핵을 한층 더 악화시키는 원인이 된다. 치질도 걸려서 치료하는 것보다도 예방하는 것이 중요하다. 이에 대한 예방법은 다음과 같다.

● 치질을 예방하려면 스트레스를 받지 않도록 한다.

● 치질을 예방하려면 과로와 과음을 피한다.

● 치질을 예방하려면 가벼운 운동을 자주 한다.

● 치질을 예방하려면 장시간 찬 곳에 앉아 있지 말고, 장시간 서 있지도 말아라.

● 치질을 예방하려면 항문을 조였다 펴기 운동을 여러 번 반복한다.

● 치질을 예방하려면 하루 1시간 정도 걷는다.

● 치질을 예방하려면 샤워를 생활화한다.

● 치질을 예방하려면 따뜻한 물로 5분 정도 하루 2번 이상 좌욕을 한다.

● 치질을 예방하려면 변을 보고 싶을 때 참지 않는다.

● 치질을 예방하려면 규칙적인 식사를 하고 물과 섬유질이 많이 함유되어 있는 야채, 과일 등을 많이 먹는다.

격언 한마디

내 몸은 하나의 작은 천지라. 기쁨과 노함으로 허물이 없게 하며, 좋고 싫어함에 법도가 있도록 하면 이것이 곧 천지의 이치에 순응하는 공부가 될 것이니라. 천지는 하나의 거룩한 부모라. 백성들로 하여금 원망이 없게 하며 모든 사물에 근심이 없도록 하면 이 또한 화목을 돈독하게 하는 기상이니라.

– 채근담

죽음을 부르는
순환기 질환을 예방하자

고혈압, 동맥경화증, 심장병 등 '순환기 질환' 이 많은 사람들에게 죽음을 가져오고 있다. 돌연사를 유발할 수 있기에 순환기질환은 예방에 심혈을 기울여야 한다. 순환기질환의 예방법은 아래와 같다.

● 지속적으로 가슴이 답답하거나 기분이 우울하거나 가슴의 통증이 목과 왼쪽 어깨로 옮겨가는 등의 증상을 보이면 순환기 질환의 전조(前兆) 증상이므로, 반드시 병원을 찾아 진료를 받는다.

● 여성의 경우, 폐경기 이후에는 여성호르몬 대체요법으로 치료를 받는다.

● 금연, 금주는 필수이다.

● 사과, 토마토 등 섬유질이 많은 과일을 많이 섭취한다.

● 콩과 보리, 귀리, 옥수수 등을 많이 섭취한다.

● 참치, 정어리, 고등어 등 등푸른 생선을 많이 섭취한다.

● 비만해지지 않도록 꾸준히 운동하고 식습관을 조절하고 기름기 있는 음식을 피한다.

격언 한마디

공자 왈, 부모가 나를 완전하게 낳아 주셨다. 자식 된 나도 그 몸을 완전하게 보전하여 부모에게 되돌려 주어야 한다. 이것을 효도라고 하는 것이다.

– 소학

여름철의 불청객, 무좀을 예방하자

많은 사람들이 무좀을 가지고 있다. 무좀은 한번 걸리면 치료가 쉽지가 않다. 치료가 된 것 같지만 여름에는 다시 재발하곤 한다. 다른 질병과 마찬가지로 무좀도 치료보다도 예방이 중요하다. 무좀의 예방법은 아래와 같다.

● 무좀을 예방하려면 사용하지 않는 신발 속에 포르말린을 묻힌 솜을 넣어둔다.

● 무좀을 예방하려면 신발은 두 켤레 이상을 햇볕에 말려가며 번갈아 신는다.

● 무좀을 예방하려면 나일론이나 망사 양말 대신 땀 흡수가 잘되는 슬리퍼를 신는다.

● 무좀을 예방하려면 대중목욕탕에서 많은 사람들을 거친 발걸레나 슬리퍼를 사용하지 않는다.

● 무좀을 예방하려면 발을 씻은 뒤에 반드시 구석구석 물기를 말끔히 제거한다.

● 무좀을 예방하려면 무좀 증세가 있는 가족과는 수건이나 슬리퍼를 따로 사용한다.

격언 한마디

건강은 이를 데 없이 값비싸고 잃기 쉬운 보배이다. 그런데도 그 관리 상태는 한없이 초라하다. 자본이 손안에 있을 때 관리를 잘해 야 하듯 건강도 마찬가지이다. 값비싸지만 잃어버리기 쉬운 건강! 무엇보다도 귀중하지만, 평상시에는 푸대접하기 일쑤인 건강! 다시 점검해 볼 일이다. 건강관리를 잘하느냐 여부가 인생의 성공 여부를 결정짓는다는 것을 명심하자.

– 쇼보 드 보셴

식중독을 예방하자

● 식중독을 예방하기 위해서는 냉장고에 보관된 식품이라도 주의 깊게 살펴보는 자세가 필요하다. 냉장고에 보관된 음식이라고 해서 변질을 피할 수는 없다. 그리고 상하기 쉬운 식품은 냉장고 선반 안쪽에 보관한다.

● 식중독을 예방하기 위해서는 음식을 먹기 전에는 손을 깨끗이 씻는 것이 중요하며 반지를 끼고 있다면 반지 안쪽의 손질과 손톱의 손질을 자주 하여 청결하게 유지하는 것이 중요하다.

● 식중독을 예방하기 위해서는 음식을 충분히 익혀 먹어야 한다.

● 식중독을 예방하기 위해서는 행주와 수세미는 뜨거운 물로 자주 세탁하여 청결을 유지한다.

● 식중독을 예방하기 위해서는 도마를 사용하기 전과 후에 뜨거운 물로 씻어준다.

● 식중독을 예방하기 위해서는 음료수는 저온 살균된 제품을 선택한다.

● 식중독을 예방하기 위해서는 모든 야채를 깨끗이 씻어서 섭취한다.

● 식중독을 예방하기 위해서는 고기와 생선은 냉동실에 보관한다. 그러나 오래되면 그것도 변질을 피할 수 없는 것이기에 냉장고에 있는 음식에 대한 적절한 관리가 필요하다.

● 장마철에는 주방에서 쓰는 도구를 자주 소독한다. 부엌의 청결을 유지하는 것이 무엇보다 중요하다.

● 장마철에는 음식물에 파리나 벌레 등 곤충이 닿지 않도록 한다. 그것들은 식중독은 물론 각종 병원균을 옮긴다.

● 장마철에는 먹던 우유를 아기에게 다시 먹이지 않는다. 아기들은 특히 면역력이 약하기 때문에 쉽게 탈이 날 수가 있다.

● 장마철에는 음식이 금방 상하기 쉽다. 조리한 음식은 곧바로 먹어 버리는 것이 식중독을 예방할 수 있다. 그리고 조리할 때는 음식을 완전히 익혀 병원균을 살균한 뒤에 섭취하는 것이 중요하다.

● 장마철에는 우유는 5일 이상, 쇠고기는 14일 이상 냉장 보관하지 않고 한 번 얼렸다가 해동시킨 식품은 다시 냉동시키지 않는다. 그리고 곰팡이가 생긴 음식은 미련 없이 버리고 이상한 냄새가 나는 음식은 먹지 않으며 조리된 음식과 익히지 않고 먹는 음식은 따로 보관하는 것이 좋다.

● 장마철에는 혹 설사를 하거나 손에 상처가 있다면 되도록 음식을 조리하지 않는다.

격언 한마디

건강은 가장 자랑할 만한 육체의 아름다운 특성이다. 건강은 최고의 재산이다. 건강은 멋진 인생이다. 건강에는 자유가 있다. 건강은 모든 자유 중 제일가는 것이다. 건강한 몸은 정신의 사랑방이며, 병든 몸은 정신의 감옥이다. 세상에서 가장 어리석은 일은, 어떤 이익을 위하여 건강을 희생하는 것이다. 건강 유지는 우리들의 의무다. 건전한 정신이 늘 머물게 하기 위해서 육체를 건강하게 지키고 가꾸도록 하자.

- E. 스펜서

여름을 건강하게 보내자

● 실내외 온도 차이를 크게 하지 말고 외부와의 온도 차이를 5℃ 정도로 유지하여 냉방병을 예방한다.

● 더위를 피해 떠나는 산행이나 물놀이를 하면서 안전사고에 유의한다.

● 열대야로 잠을 못 이루게 되고, 쉽게 지치고 피곤해지므로 자주 잠을 청하게 되는데 가벼운 운동으로 쫓아야 한다.

● 여름철에는 날 것, 덜 익은 것은 피하고, 음식이 빨리 상하게 되므로 관리를 철저히 해야 한다.

● 장마나 태풍에 대비하여 수인성 전염병을 예방하고, 예방주사를 맞는다.

● 물을 마실 때 가끔은 소금을 섭취하여 탈수현상을 막고 열 사병 등을 예방한다.

● 청결에 유의해야 한다. 자신의 몸뿐만 아니라 주위의 환경을 청결히 해서 전염병에 감염되지 않도록 한다.

● 햇빛에 피부를 장시간 노출시키는 것은 화상, 피부노화, 주근깨 등 피부에 좋지 않으므로 피하는 것이 좋다.

● 찬 음식을 많이 찾게 되어 자칫 영양의 균형이 깨지기 쉬우므로 영양을 골고루 섭취할 수 있도록 해야 한다.

● 아무리 덥더라도 배를 내놓지 말아야 하며 뇌염이나 말라리아에 걸리지 않으려면 모기에 물리지 않도록 주의해야 한다.

격언 한마디

강의 범람이 흙을 파서 밭을 일구듯이, 병은 모든 사람의 마음을 파서 갈아준다. 병을 올바르게 이해하고 그것을 견디는 사람은 보다 깊게 보다 강하게 보다 크게 거듭난다. 설령 병에 걸렸다 하더라도, 그것을 통해 교훈을 얻도록 하자. 오히려 그것을 밑거름으로 하여 더 나은 미래를 경작하자.

— C. 힐티

겨울을 건강하게 보내자

● 더운 곳에 있다가 추운 밖으로 나갈 때는 뇌졸중 등 혈관에 관련된 병을 조심한다.

● 실내외의 기온 차가 심하고 실내가 건조해지므로 호흡기질환에 유의한다.

● 피부가 건조해지기 쉬우므로 수분을 공급하며, 적절한 화장품을 사용하여 피부 관리에 신경 쓴다.

● 자칫 따뜻한 곳에서만 생활을 하고 나가기를 꺼려하여 운동 부족에 빠지지 말아야 한다.

● 햇빛을 적게 받게 되므로 우울증이 발생할 수 있으므로 간혹 외출해서 기분을 전환한다.

● 야외 운동을 할 때에는 체온조절에 만전을 기하고, 수축된 근육을 철저한 준비운동으로 풀어준다.

● 균형 잡힌 식사를 통해 충분한 영양을 공급해 주고, 감기에 잘 걸리는 사람은 예방주사를 맞는다.

● 밀폐된 공간에서의 흡연을 삼가고, 자주 환기를 시켜 공기를 순환시켜준다.

● 겨울철에는 몸을 움츠린 채로 움직이므로 눈길이나 빙판길을 걸을 때는 넘어지지 않도록 조심한다.

● 외출 후에는 반드시 손과 발을 씻고, 양치질을 하여 충분한 휴식을 취한다.

격언 한마디

병에는 여섯 가지 불치가 있다. 그 여섯 가지 중 교만해서 도리를 무시하는 것이 제1의 불치병이다. 몸을 가볍게 여기고 재물을 중히 여기는 것이 제 2의 불치병이다. 의식이 건강하지 못한 것이 제 3의 불치병이다. 음양이 오장에서 합병하고 기운이 불안정한 것이 제 4의 불치병이다. 무당, 박수의 말을 듣고 의사를 믿지 않는 것이 제 6의 불치병이다. 이 중에 하나라도 해당되면 매우 치료하기 어렵다.

— 사기열전

화목한 가정을 지키기 위한 건강

화목한 가정을 지키기 위한
건강 기초

● **아침에 깨끗한 공기를 마셔라.**

아침에 일어나 습관적으로 밖으로 나가 깨끗한 공기를 마시자. 가슴을 활짝 펴고 손을 앞뒤로 하며 크게 심호흡을 해보자.

● **음식을 잘 씹어 먹고 과식하지 마라.**

끼니를 거르게 되면 다음 식사할 때 과식을 하게 된다. 음식을 먹을 때는 편식을 하지 말고 반찬을 골고루 섭취하고 위장에 부담을 주지 않도록 잘 씹어 먹는다.

● **식사한 후 뛰지 말고, 운동한 후 먹지 마라.**

식사를 한 뒤에는 뛰거나 심한 운동은 삼가야 하며, 운동을 한 뒤에는 수분을 보충하는 것으로 만족해야지 다른 음식을 섭취하는 것은 좋지 않다.

● **매일 아침 30분간 운동하라.**

아침에 일어나 아드레날린이 적절히 분비될 수 있도록 운동을 해야 오전 내내 멍한 상태로 지나지 않게 된다.

● **외출 후 돌아오면 입을 헹구고 손발을 씻어라.**

외출 후에는 손발을 씻고 양치질을 해서 자신이나 가족들에게 세균이나 바이러스에 감염되지 않도록 한다.

● **잠자리에 들기 전에는 음식물을 섭취하지 마라.**

숙면을 취하기 위해서는 자기 전에 음식물을 섭취해서는 안 된다. 위에 부담을 줄 뿐 아니라 입안에 음식물 찌꺼기가 남아서 충치의 원인이 되기도 한다.

● **스트레스를 받지 말고, 받았다면 곧바로 풀어라.**

스트레스는 만병의 근원이다. 항상 긍정적이고 명랑하게 생활하는 습관을 들이고 쌓인 스트레스는 바로 풀어준다.

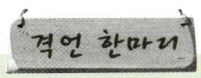
격언 한마디

건강은 제일의 재산이다.

― 에머슨

건강한 가정을 위한 건강 약속

● 사랑하는 마음을 마음속에만 가지고 있지 말고 적극적으로 표현하면, 가족의 사랑을 확인할 수 있어 건강한 가정을 만들 수 있다.

● 집안일은 가족 한 개인의 일이 아니므로, 간단한 일이라도 서로 협력하면 건강한 가정을 만들 수 있다.

● 가족들이 함께 할 수 있는 취미활동을 개발하거나, 여가를 함께 보내면 건강한 가정을 만들 수 있다.

● 평소에 가족들의 건강상태를 체크하여 정기적으로 검진을 받으면 건강한 가정을 만들 수 있다.

● 아무리 힘든 상황이라도 가족과 충분한 대화를 나누게 되면 돌파구를 찾을 수 있게 되어 건강한 가정을 만들 수 있다.

● 집안의 대소사는 가족이 모두 모여 토론을 해서 결정하게 되면 건강한 가정을 만들 수 있다.

● 가족들과 즐거운 마음으로 봉사활동에 참여하여 성취감을 느낄 수 있다면 건강한 가정을 만들 수 있다.

● 가족들이 모두 지킬 수 있는 규칙을 만들어 서로 어기지 않고 따르면 건강한 가정을 만들 수 있다.

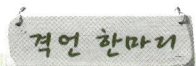
격언 한마디

건강한 사람은 건강의 고마움을 알지 못한다. 항상 건강을 유지하기 위해서는 비록 병이 없더라도 병에 대한 주의를 기울여야 한다.
– 토머스 칼라일

아내의 건강을 지키자

● **아내와 함께 규칙적으로 운동하자.**

자신은 매일 아침 운동을 하며 건강을 지키면서 아내는 자신의 아침 식사를 위해 집안에만 있는지를 살펴보라. 당장 아내의 손을 잡고 밖으로 나가 함께 운동을 즐겨야 한다. 아침의 신선한 공기를 마시며 가까운 산을 오르거나, 학교 운동장을 뛰어보자. 아내의 환한 웃음이 그대를 반길 것이다.

● **화장하는 아내를 칭찬하자.**

여성이라면 누구나 자신의 외모에 상당히 신경을 쓴다. 아내 역시 아내이기 이전에 여성이므로 외모에 관심을 갖는 것은 당연하며 자기만족도 느낀다고 할 수 있다. 아내가 예쁘게 치장하고 아름답게 보이는 것을 싫어하는 남편이 어디에 있겠는가? 예쁘게 화장하는 아내를 바라보며 미소를 지어보라.

🟢 아내를 위해 영양제를 사주자.

건강은 건강할 때 지키는 것이다. 현재 아내가 젊다고, 건강하다고 해서 건강에 대해 자부하지 말라. 평소에 무관심하게 지나치기 쉬운 아내의 건강에 신경을 써서 비타민제라든가, 골다공증을 예방하는 칼슘제, 빈혈을 막아주는 철분제 등을 사주어서 먹게 하자. 자신에 대한 아내의 사랑은 더욱 커질 것이다.

🟢 아내에게 종합검진을 선물하여 건강을 챙겨주자.

아내의 생일이나 결혼기념일에 꽃과 케이크를 선물하는 것도 중요하지만 그것과는 별도로 집안일에만 열중하여 특별히 종합검진을 받을 기회가 적은 아내를 위하여 날짜를 예약하여 통보해주거나, '종합검진 티켓'을 선물로 주자. 아내의 건강은 바로 자신과 가정을 화목하게 이끄는 첫걸음이다.

🟢 아내가 아프다면 호들갑을 떨어라.

아내는 보통 가족들이 걱정할까봐 아파도 아프다는 내색을 하지 않는다. 그러므로 평소에 아내의 몸 상태를 체크해보거나 자주 물어본다. 만일 아내가 아프다고 하면 예사로 받아들이지 말고 약을 지어주거나 병원에 데려가서 진찰을 받아 정확한 병명을 알고 제대로 치료를 해주어야 후유증이 생기지 않는다. 아내가 아프다면 당신의 마음은 더욱 아플 것이다.

아내를 생각하며 퇴근길에 과일가게를 들러라.

퇴근 길 어디 가서 술 한잔할 생각을 하기보다는 당신을 기다리며 저녁을 준비하고 있는 아내를 생각하며 돌아오는 길에 과일가게에 들러 싱싱한 과일 몇 개를 사서 집에 들어가 보자. 아내는 활짝 미소를 띠며 당신을 맞이할 것이다. 또한 아내는 당신이 사다준 과일을 먹고 더욱 더 미인이 될 것이다.

잠자기 전에 아내와 대화를 나누자.

주부들이 걸릴 수 있는 우울증이나 화병, 스트레스로부터 아내를 보호해야 한다. 이러한 병들은 아내들이 남편과 자녀들이 모두 집을 비운 뒤 혼자 있고, 모두 모인 시간에도 식사이외에는 별 다른 대화를 나누지 않는데서 발생한다. 따라서 평소에 아내와 대화를 나누지 못했다면 잠자리에 누워 아내와 대화를 나누어 스트레스가 쌓이지 않게 해야 한다. 아내와의 이야기를 나누면 아침이 상쾌해진다.

격언 한마디

아내의 동의 없이, 아내와 관계를 가질 수는 없다. 아내가 내키지 않는 데도 남편이 손대는 것은 금해져 있다.

— 탈무드

우리 아이의 건강을 지키자

● **병에 걸리지 않도록 철저히 예방하라.**

어린이들의 건강에 최우선하는 것은 예방이다. 일단 병에 걸리게 되면 치료를 해야 하므로 약물 복용, 주사제를 주입하게 된다. 이러한 것은 세균이 약에 대한 내성이 생겨 점차 더욱 강한 약을 써야하는 등 부작용이 발생하게 된다. 따라서 병을 치료하는 것보다 병에 걸리지 않도록 사전에 예방하는 것이 효과적이다.

● **적절한 예방 접종과 정기적인 건강진단을 받아라.**

어린이에게 실시하는 예방 접종을 빠뜨리지 말고 해야 하며, 유행병, 전염병에도 만전을 기해야 한다. 또한 정기적으로 건강검진을 받아야 겉으로 드러나지 않는 병에도 대비할 수 있으며 예방할 수 있다.

● **어린이의 주위에 위험한 물건을 방치하지 마라.**

유아나 어린이의 행동반경 내에는 어린이들을 다치게 할 수 있는 물건을 놓아두어서는 안 되며, 위험한 물건이나 시설물, 환경이 있는지도 점검해야 한다.

● **건강에 관해서 스스로 할 수 있도록 습관화시켜준다.**

어린이들이 스스로 할 수 있는 것은 처음에는 지도를 통해서 가르쳐주어야 하며, 점진적으로 스스로 할 수 있도록 습관화시켜 주어야 한다. 충치예방을 위해 이 닦는 방법과 왜 이를 닦아야 하는지를 알려주고, 감기예방을 위해 외출 후 손과 발을 닦도록 한다.

● **육체건강과 함께 정신건강에도 주의를 기울인다.**

어린이는 육체의 발육과 함께 정신적으로도 성장하게 된다. 외관상 나타나는 육체적인 건강에만 신경을 쓰지 말고, 육체적 성장에 맞는 정신적 성장이 이루어지도록 해야 한다. 어린이에게 함부로 말하거나 행동을 아무렇게나 해서 정신적으로 충격을 주어서는 안 된다.

격언 한마디

건강이 있는 곳에 자유가 있다. 건강은 모든 자유 중에서 으뜸가는 것이다.

– H.F. 아미엘

동의보감이 말해주는 아이 키우는 방법

아이들을 너무 따뜻하고 너무 안락하고 너무 많이 먹여서 키우는 것은 도리어 아이에게 해가 되는 잘못된 방법이라고 동의보감은 알려주고 있다. 동의보감에는 '양자십법' 이라고 아이 키우는 법을 얘기하고 있다.

● **등을 따뜻하게 하라.**
이는 외부의 나쁜 기가 아이의 등을 통하여 침입함을 예방한다.

● **배를 따뜻하게 하라.**
아이의 복부가 너무 차게 되면 설사와 같은 소화기 질환을 유발한다.

● **발을 따뜻하게 하라.**

아이는 말초 혈관을 잘 순환시키도록 해야 한다. 또 대부분의 차가운 기가 발을 통해 올라오므로 발을 따스하게 하여 이를 보호하여야 한다.

● **위장을 따뜻하게 하라.**

아이의 소화기를 따뜻하게 하지 않으면 소화기 장애 등이 나타난다.

● **머리를 시원하게 하라.**

머리는 인체의 모든 양기가 모이는 곳이므로 뜨거우면 종기가 발생하고, 눈병이 생기기 쉽다.

● **가슴을 시원하게 해라.**

● **아이에게 못 보던 것을 보여 주어 깜짝 놀라게 하지 마라.**

영·유아들은 뇌의 발육이 완전치 못하므로 정신과 질환뿐만 아니라 다른 증상을 유발할 수 있다.

● **아이가 울음을 그치기 전에 젖을 먹이지 마라.**

혹시 호흡기로 들어가 질식할 우려가 있다.

● **지나치게 자주 목욕을 시키지 말라.**

소아의 피부는 연약하므로 잦은 목욕은 도리어 피부 보호 막을 손상시켜 외부감염을 일으킬 수 있다.

● **광물성 약재는 먹이지 마라.**

가벼운 질병에 경분(輕粉)이나 주사(朱砂)와 같은 독한 약을 자주 쓰는 것을 경계해야 한다.

우리 아이의
성인병을 예방하자

● 어린이의 살을 빼기 위해서 인위적으로 식욕을 억제하는 약물 치료를 함부로 하는 것을 삼가라. 전문의의 정확한 진단과 처방에 의해서만 어린이 비만에 대한 약물치료를 하라.

● 어린이 성인병을 예방하려면 산책, 조깅 등 간단한 운동을 하루 20~30분씩 자녀와 꾸준히 하라.

● 어린이 성인병을 예방하려면 아이들에게 인스턴트식품을 먹이지 마라.

● 어린이 성인병을 예방하려면 부모가 자녀에게 칭찬의 대가로 음식을 주는 것은 삼가라.

● 어린이 성인병을 예방하려면 자녀들이 먹을 음식으로 고지방, 고열량 식품을 구입하지 마라.

● 어린이 성인병을 예방하려면 자녀의 기호나 편의에 따라 음식을 선택하거나 식사시간을 맞추지 마라.

● 어린이 성인병을 예방하려면 부모 스스로 식습관을 고치고 자녀에게 모범을 보여라.

● 어린이 성인병을 예방하려면 규칙적으로 식사를 하고 아침식사를 거르지 말고 먹어라.

격언 한마디

영양분을 체내에 받아들이는 것을 보(補)라고 하고 노폐물을 배설하는 것을 사(瀉)라고 하는데, 이를 적절히 하는 것이 중요하다. 아무리 영양이 좋아도 기(氣)의 소통을 순조롭게 하지 않으면 혈액순환이 원활하지 못해 성인병의 원인이 된다.

– 동의보감

건강에 대한 좋은 글

건강상식

● **건강에 있어 가장 중요한 것은 올바른 식생활, 규칙적 운동, 건전한 습관 등이다.**

건강하게 오래 사는 것은 모든 사람의 소망이다. 인삼, 녹용, 호르몬제. 각종 자연 식품 등을 다투어 가며 구입하는 것도 모두 장수하려는 소망 때문이다. 그러나 가장 확실한 것은 역시 올바른 식생활, 규칙적 운동, 건전한 습관 등이다.

● **섬유질을 많이 섭취하라.**

섬유질은 장의 활동을 왕성하게 하고 변비를 예방한다. 또 섬유질 부족인 사람에게는 당뇨병, 비만증, 대장암, 담석증 이나 여러 가지 성인병이 발생하기 쉽다.

🌑 적절한 수면을 취하라.

인간의 평균 수면은 하루 8시간이지만 적정 수면량은 각 개인마다 다르다. 낮 동안의 활동에 제약받지 않는 최소 수면시간으로 자신의 적정수면을 산출할 수 있다.

🌑 정기적으로 검진을 받아라.

특히 간염 바이러스 보균자가 많고 간염, 간경화증 환자가 많은 우리의 경우에는 간암의 발생빈도가 매우 높기 때문에 간암을 조기 발견하는 것은 개인적으로나 국가적으로나 매우 중요하다.

🌑 흡연을 줄여라.

폐암은 대부분의 경우 담배와 밀접한 관련성이 있다. 만약 하루에 2갑씩 20년 간 담배를 피운 흡연자는 비흡연자에 비해 폐암으로 사망할 확률이 60~70 배나 높다.

🌑 과식을 하지 마라.

식사는 약간 부족한 듯이 하라. 과식은 비만, 성인병을 일으키게 하는 위험한 적이다. 자기의 적정한 체중을 알고 영양과 양의 균형 잡힌 식사를 하루에 3회씩 규칙적으로 하는 것이 건강에 있어 상당히 중요하다. 또한 저체중도 주의를 해야 한다.

🟢 영양을 골고루 섭취하라.

건강을 유지하기 위해서는 하루에 적어도 40가지에 이르는 영양소를 섭취해야만 한다. 그러므로 한 가지 음식만 먹는 편식을 해서는 안 된다. 즉 '슈퍼식품'이라고 알려진 마늘, 밀기울 등만 섭취하는 것보다는 평범한 식품 여러 가지를 섭취하는 것이 건강에 좋다.

🟢 설탕을 너무 많이 먹지 마라.

설탕을 많이 섭취하면 비만이나 동맥경화를 일으키기 쉽다. 이는 설탕을 많이 먹으면 전분에서 중성지방이나 콜레스테롤로 변화하기 쉽기 때문이다.

🟢 암유발의 원인들을 알고 대처하라.

암 발생의 35%는 식생활(영양학적) 요인에 의한 것이며, 30%는 흡연, 3%는 음주, 7%는 성생활 및 생식(임신, 출산), 3%는 물리학적 요인, 10%는 감염, 4%는 직업이 암유발의 원인이다.

격언 한마디

사람이 병들었을 때는 그 사람의 선량한 부분까지도 병드는 법이다.
— 니체

일상에서 건강을 관리하라

● **머리카락을 자주 빗어준다.**

빗이나 손가락을 이용하여 자주 빗어주어 머리카락을 윤기
나게 해주고 또한 손가락으로 두피를 마사지해줌으로써 머
리도 맑아지고 머리카락이 잘 빠지지 않게 해준다.

● **등과 복부를 따뜻하게 한다.**

등을 따뜻하게 하여 알맞은 체온을 유지하는 것이 건강에
좋다. 또한 복부를 따뜻하게 해야 한다. 배가 차면 장의 연
동운동이 제대로 이루어지지 않아 속이 더부룩해진다.

● **눈동자를 자주 움직인다.**

눈이 따갑거나 피곤할 때는 눈을 지그시 감고 눈동자를 상
하좌우로 회전을 시켜주며 눈 주위를 원 모양으로 마사지
하면 눈이 맑아지게 된다.

침샘을 자극하여 침을 분비한다.

침은 음식물을 부드럽게 하고, 아밀라아제 소화효소가 들어있는 부드러운 맛을 느끼게 하기도 한다. 침샘이 위치한 주변, 즉 턱밑과 양쪽 뺨을 자주 마사지해 주면 침 분비가 촉진되고 침샘을 건강하게 유지할 수 있다.

얼굴을 가볍게 두드린다.

얼굴을 손바닥으로 가볍게 두드리면 혈액순환에 도움을 주어 혈압, 동맥경화에도 좋다. 또한 피부의 노화방지와 주름살이 생기는 것을 막아주며, 피부의 탄력성을 유지시켜 주는 효과도 얻을 수 있다.

배를 자주 문지른다.

배를 아무렇게나 문질러도 다 좋다는 건 아니다. 문지르는 데도 방법이 있다. 우리의 장기는 시계방향으로 배열되어 있기 때문에 배꼽을 중심으로 시계 돌아가는 방향으로 문질러야 효과가 있다.

손과 발을 부드럽게 마사지한다.

손발을 따뜻하게 하고 적절한 자극을 주어 피의 흐름을 원활히 조절해 주고 뜨거운 물에 적신 수건으로 손목과 발목의 끝을 찜질하고 어깨와 발바닥을 수시로 마사지해주면 자연치유를 촉진시켜 건강한 신체를 유지하는데 도움이 된다.

● 마음은 편안하게, 몸은 철저하게 관리하라.

항상 긍정적이고 여유로운 마음을 가지고 행동하면 그만큼 모든 일에 여유가 생기고 긴장감이나 스트레스에서 벗어날 수 있다. 그러나 몸은 아무 것도 하지 않고 긴장을 하지 않으면 망가지게 된다. 무리하지 않을 정도로 매일 운동을 해주어야 건강한 육체를 유지할 수 있다.

● 규칙적으로 운동하자.

규칙적으로 운동을 하는 것은 체력강화는 물론 성취감을 느끼게 하고 질병에 대한 저항력을 키우며 수명을 연장하는 효과가 있다.

● 목욕으로 피로를 풀자.

목욕은 피부의 노폐물과 더러움을 제거하는 효과가 있으며 이밖에도 피로를 풀어주며 혈액순환을 도와주므로 자주 하는 것이 좋다. 샤워보다는 미지근한 물에 몸을 담그는 것이 효과적이다.

● 다양한 영양소를 섭취하자.

자기가 좋아하는 음식만을 먹게 되면 다양한 영양소를 섭취할 수 없게 된다. 영양 결핍은 올바른 성장이나 발육에 영향을 미치게 되며, 병을 유발할 수 있다. 음식을 골고루 먹어야 하며, 육식보다는 채색위주로 섭취해야 한다.

하루에 2리터 이상의 물을 마시자.

아침에 일어나 물을 한 잔 마시면 장운동이 활발해져 변비를 예방할 수 있으며 피부 미용에도 좋다. 운동을 한 후에는 수분을 공급해야 피부 노화를 막을 수 있다. 그러나 밤에 많은 물을 마시지 말아야 한다. 신장이 활동하여 화장실을 다니게 되면 숙면을 취할 수 없다. 체질에 따라 물의 양은 다를 수 있다.

끼니를 거르지 말자.

왕성한 활동을 할 수 있게 하는 것은 우리가 먹는 것에서 출발한다. 한 끼를 거르게 되면 공복감을 느껴 다른 생각보다 먹는 생각이 우선하게 된다. 또한 기운이 없어져 피로가 쌓이게 된다.

소금, 설탕, 화학조미료, 인스턴트식품을 줄여라.

식탁 위에 간장, 소금 등을 놓지 말고, 음식을 만들 때에도 너무 많은 양의 소금과 화학조미료를 사용하지 말아야 한다. 또한 편하다고 해서 이용하는 자극적인 맛이 강한 인스턴트식품은 가급적 피해야 한다.

격언 한마디

이 세상에서 가장 좋은 의사는 식이요법, 안정, 명랑이라는 의사이다.

– 조나단 스위프트

동의보감이 알려주는 건강유지법

● 말을 적게 하여 내기(內氣)를 기르고,

● 색욕을 절제하여 정기(精氣)를 기르고,

● 담백한 음식으로 혈기(血氣)를 기르고,

● 침을 자주 삼켜서 오장(五臟)의 기운을 기르고,

● 성내는 것을 삼가 해서 간(肝)의 기운을 기르고,

● 음식을 잘 섭취하여 위장(胃腸)의 기운을 기르고,

● 근심과 걱정을 적게 하여 심기(心氣)를 기르는 것이 각자의 생명력을 보전하여 타고난 수명을 지키는 방법이다.

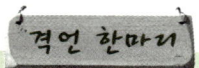

신은 영혼을 위한 신전으로써 우리들의 육신을 만들었으며, 그 신전은 신을 그 안에 모실 수 있을 만큼 튼튼하고 깨끗하게 유지해야만 한다.

— 칼릴 지브란

건강을 위한 사자성어

● **少怒多笑(소노다소)**
  화를 적게 내고 많이 웃어라.

● **少車多步(소차다보)**
  차를 적게 타고 많이 걸어라.

● **少肉多菜(소육다채)**
  고기를 적게 먹고 야채는 많이 먹어라.

● **少慾多施(소욕다시)**
  욕심을 적게 내고 많이 베풀어라.

● **少煩多眠(소번다면)**
  고민을 적게 하고 많이 자라.

少糖多果(소당다과)

단것을 적게 먹고 과일은 많이 먹어라.

少衣多浴(소의다욕)

옷을 적게 입고 자주 목욕하라.

少言多行(소언다행)

말을 적게 하고 많이 행동하라.

少食多嚼(소식다작)

음식을 적게 먹고 많이 씹어라.

小鹽多醋(소염다초)

소금을 적게 먹고 식초를 많이 먹어라.

격언 한마디

손은 붙잡지만 주기도 하고 입은 맛을 보고 말을 한다. 코는 숨을 쉬고 냄새를 맡으며, 눈은 보고 보여 주기도 한다. 귀는 들을 뿐 아니라 균형을 잡는다.

– 도교

나이별로 권장되는 건강습관

🟤 10대, 성장에 도움을 주는 운동을 한다.

한창 체력이 성장하는 시기이므로 발육을 도와줄 수 있는 음식을 골고루 섭취하고 운동을 꾸준히 해주어야 한다. 무절제한 생활을 자제하고 건전한 사고력을 기르는 것이 중요하다.

🟤 20대, 왕성한 체력을 유지하도록 노력한다.

담배를 피우지 않도록 한다. 흡연의 영향은 당장은 건강해서 괜찮지만, 중년이 되어서 심각한 문제를 일으키게 되므로 끊는 것이 좋다. 왕성한 체력만 믿고 흡연, 과음 등 무절제한 생활을 해서는 안 된다. 젊어서의 몸 관리는 평생을 건강하게 살 수 있는 비결이다.

🟤 30대, 체력 보충을 위해 운동을 규칙적으로 한다.

체력이 떨어지기 시작하는 시기이므로 규칙적인 운동을 하면서 이를 습관화시켜 놓아야 한다. 업무를 과도하게 하지 않도록 해야 하며, 스트레스를 받지 않도록 한다.

● 40대, 성인병 예방에 주의를 기울인다.

하루가 다르게 나오는 뱃살에 신경을 써야 한다. 과로, 과음, 과식을 하게 되고, 운동을 제대로 하지 못하므로 비만으로 이어질 수 있다. 과로사가 가장 많이 발생하는 시기이므로 항상 여유를 가지고 생활한다.

● 50대, 가벼운 운동을 통해 질병을 예방한다.

활동량이 줄어드는 반면 영양섭취는 과다하여 성인병에 걸리기 쉬운 시기이다. 그러므로 과식은 피하고 가벼운 운동을 해야 한다. 또한 병에 대한 저항력이 약해지므로 질병에 걸리지 않도록 주의해야 한다.

● 60대, 육체뿐만 아니라 정신건강에 유의한다.

육체적 활동량과 정신적 활동량이 같이 줄어드는 시기이다. 육체에 무리를 주지 않을 정도의 가벼운 운동을 해야 한다. 건망증, 치매 등을 예방할 수 있도록 두뇌의 활동을 왕성하게 할 수 있는 암기나 놀이를 하는 것이 좋다.

격언 한마디

한(漢)나라 때의 괴경이라는 사람은 나이가 120세가 되었어도 기력이 아주 왕성하였는데 매일 아침 침을 삼키고 이를 악물어 마주치게 하기를 열 네 번씩 하였다고 하며, 이렇게 하는 것을 연정법(錬精法)이라고 한다.

– 동의보감

숯을 활용하자

숯은 정화기능이 있고, 부패를 막고 신선하게 보존하는 기능이 있기 때문에 일상생활에도 널리 이용된다. 이런 숯을 잘 이용하면 여러 가지로 건강에 도움을 받을 수 있다. 여기에서는 숯을 활용할 수 있는 10가지 방법을 소개한다.

● 과일이나 채소, 쌀 등 음식물을 씻을 때 숯을 담가두었던 물로 씻으면 농약성분을 빨아들인다.

● 밥을 지을 때, 숯을 같이 넣어서 하면 좋지 않은 쌀이나 묵은 쌀이라도 밥맛을 좋게 한다.

● 숯은 물속의 유해물질을 빨아들여 분해하는 능력이 있어 물을 깨끗하게 하는 효과가 있다.

● 목욕할 때, 숯을 욕조에 넣고 몸을 담그고 있으면 체내의 축적된 유해한 물질이 배출된다.

● 숯을 냉장고에 넣어두면 김치냄새 등의 여러 가지 냄새를 탈취해주는 효과가 있다.

● 숯을 화분에 담거나 장식물로 이용하여 집안 곳곳에 두면 분위기도 살아나고 공기를 정화하는 효과도 있다.

● 쌀통에 숯을 넣어두면 바구미가 생기지 않는다.

● 화초를 심을 때 숯가루를 뿌리면 화초가 잘 자란다.

● 컴퓨터나 텔레비전 등 가전제품 위에 놓아두면 유해한 전자파를 흡수한다.

● 간장을 띄울 때 숯을 넣으면 잡균이 생기지 않는다.

격언 한마디

옛날 한대(漢代)의 명의였던 창공(倉公)이 가라사대, 병이면서도 약 먹기를 싫어하면 죽을 것이요, 무당을 믿고 의사를 믿지 않으면 죽을 것이요, 몸을 함부로 하고 생명을 박대하며 근신하지 못하면 죽을 것이로다.

– 동의보감

장수의 비결

장수를 원한다면

🔴 당신이 장수를 원한다면, 재물을 적게 탐내고 많이 베풀어라.

🔴 당신이 장수를 원한다면, 옷은 얇게 입고 목욕은 자주 하라.

🔴 당신이 장수를 원한다면, 차는 덜 타고 좀 더 많이 걸어라.

🔴 당신이 장수를 원한다면, 말을 덜 하고 좀 더 많이 노래하라.

🔴 당신이 장수를 원한다면, 덜 괴로워하고 좀 더 잠을 많이 자라.

🔴 당신이 장수를 원한다면, 노여움은 참고 좀 더 많이 웃어라.

🔴 당신이 장수를 원한다면, 당분은 좀 더 적게 먹고 과일을 좀 더 많이 먹어라.

● 당신이 장수를 원한다면, 식사량은 좀 더 적게 하고 좀 더 많이 씹어라.

● 당신이 장수를 원한다면, 좀 더 덜 짜게 먹고 식초를 많이 먹어라.

● 당신이 장수를 원한다면, 고기는 좀 더 적게 먹고 야채를 좀 더 많이 먹어라.

격언 한마디

수명을 연장하는 방법

말을 삼가고, 음식을 절제하며, 탐욕을 덜어내고, 수면을 가볍게 하며, 기뻐하고 성내는 것을 절도에 맞게 하는데 있다. 언어에 법도가 없으면 허물과 근심이 생기고, 음식이 때를 잃으면 고달프고 힘이 빠지며, 탐내고 욕심내는 것이 많으면 위태롭고 어지러운 일이 일어나고, 수면이 너무 많으면 게으르며, 기뻐함과 성냄으로 적절한 절도를 잃으면 그 성품을 보전하지 못하게 된다. 이 다섯 가지 절도를 지키면 장수하게 될 것이다. 원기가 소모되어 날로 죽음에 다다르기를 원하지 않거든 이 다섯가지 절도를 잘 지켜라.

– 김시습

오래오래 건강하게 살려면

● 오래오래 건강하게 살려면, 당신의 분노를 다스려라.

● 오래오래 건강하게 살려면, 되도록 당신의 소유욕을 줄여라.

● 오래오래 건강하게 살려면, 당신이 직접 꽃을 키워라.

● 오래오래 건강하게 살려면, 당신의 하루 중에 일정한 시간을 정해 산책을 하라.

● 오래오래 건강하게 살려면, 당신의 주변사람들과 진실한 대화를 나누어라.

● 오래오래 건강하게 살려면, 당신의 빈 시간에 **틈틈**이 독서를 해라.

- 오래오래 건강하게 살려면, 당신이 남의 도움을 받는 것보다는 남을 도와주며 살라.

- 오래오래 건강하게 살려면, 당신이 울고 싶을 때 실컷 울어라.

- 오래오래 건강하게 살려면, 자주 웃어라.

- 오래오래 건강하게 살려면, 수면을 충분히 취하라.

- 오래오래 건강하게 살려면, 즐겁게 일을 하라.

- 오래오래 건강하게 살려면, 바쁘더라도 제때 식사하라.

- 오래오래 건강하게 살려면, 무의식적으로 먹는 간식을 피하라.

- 오래오래 건강하게 살려면, 되도록 식사를 적게 하라.

- 오래오래 건강하게 살려면, 자주 명상에 잠겨라.

- 오래오래 건강하게 살려면, 자연과 친하게 지내라.

● 오래오래 건강하게 살려면, 경음악을 들어라.

● 오래오래 건강하게 살려면, 마음을 편안히 하라.

● 오래오래 건강하게 살려면, 적당한 운동을 하라.

● 오래오래 건강하게 살려면, 몸 안에 있는 콜레스테롤을 경계하라.

● 오래오래 건강하게 살려면, 찬물 세수를 피하라.

● 오래오래 건강하게 살려면, 너무 뜨거운 물로 하는 목욕을 피하라.

● 오래오래 건강하게 살려면, 베개 높이를 낮게 하라.

● 오래오래 건강하게 살려면, 스트레스를 줄여라.

● 오래오래 건강하게 살려면, 담배를 피하라.

● 오래오래 건강하게 살려면, 추위를 조심하라.

● 오래오래 건강하게 살려면, 야채를 듬뿍 먹어라.

● 오래오래 건강하게 살려면, 동물성 지방을 피하라.

● 오래오래 건강하게 살려면, 소금을 좀 더 적게 먹어라.

● 오래오래 건강하게 살려면, 각종 질병을 예방하라.

격언 한마디

젊었을 때에는 혈기가 왕성하여 이성으로서는 감정의 억제가 대단히 어려운 일이다. 특히 남녀 간의 색욕에 대해서는 특별히 자숙하지 않으면 안 되는 것이다. 장년이 되면 혈기가 강성해서 자기주장이 세어진다. 다른 사람과 싸우는 것을 자숙해야 한다. 늙어지면 혈기가 쇠약해지면서 재물이나 명예욕이 강하게 된다. 과대한 욕망을 자숙해야 할 것이다.

– 논어

젊게 살자

다음은 마이클 로이센 박사의 젊게 사는 방법에 대한 글이다.

- 매일 비타민C 1,200mg, 비타민E 400IU, 비타민D 400IU를 먹으면 6년 더 젊게 산다.

- 금연하면, 8년 더 젊게 산다.

- 혈압을 잘 관리하면, 25년 더 젊게 산다.

- 치아가 건강하면, 6.2년 더 젊게 산다.

- 매일 운동을 하면, 9년 더 젊게 산다. 하루 20분 이상 걸으면 5년 더 젊게 산다.

● 안전벨트를 매면, 3, 4년 더 젊게 산다.

● 일정한 파트너와 건강한 성생활을 하면 1.6~8년 더 젊게 산다.

● 아플 때 적극적으로 치료하고 규칙적으로 건강 체크하면, 12년 더 젊게 산다.

● 꾸준히 달력나이를 체크하면, 건강한 생활습관이 강화되어 최대 26년 더 젊게 산다.

● 전문의에게 적절한 호르몬 대체요법을 받은 여성은 8년 더 젊게 산다.

● 평생 '학생'으로 끊임없이 지적인 활동을 하면, 2.4년 더 젊게 산다.

● 스트레스가 높을 때는 마이너스 32년을 더 젊게 산다.

격언 한마디

건강을 유지한다는 것은 자기에 대한 의무인 동시에 사회에 대한 의무이다. 오늘날 백 살이 넘게 오래 산 사람은 거의 모두가 여름이나 겨울에 일찍 일어난 사람들이다.

– 푸슈킨

건강하게 오래 살자

금강포교원에서 선무도(禪武道)를 가르치는 광원스님은 일반 인들에게 건강하게 오래 사는 비법으로 아래와 같은 사항을 권하고 있다.

● 아침에 일어나, 눈, 코, 귀, 입, 머리 등을 손가락과 손바닥 으로 마사지해 준다.

● 아침 식사는 소식으로 빈속을 편하게 해주는 음식을 먹는다.

● 점심 식사는 영양가로 풍부한 음식을 역시 소식한다.

● 저녁 식사는 위에 부담을 주지 않는 나물류를 주로 먹는다.

● 농약을 쓰지 않는 싱싱한 채소를 많이 먹는다.

● 콩으로 만든 두부, 콩비지찌개 등을 즐겨 먹는다.

● '고소'란 채소를 된장에 찍어 먹는다.

● 밥은 공기의 80%정도만 담아 먹는다.

● 육류 섭취는 되도록 줄인다.

● 조미료를 쓰지 않는 담백한 음식을 먹는다.

● 식사시간은 20~30분 정도로 한다.

● 한 숟가락의 밥과 한 젓가락의 반찬을 입에 넣고 20~30
초 천천히 씹어 먹는다.

● 탄산음료 등 음료수는 먹지 않는다.

● 녹차, 대추차, 십전대보탕 등을 가까이 한다.

● 사과, 배, 귤, 감, 포도 등의 과일즙을 자주 마신다.

● 운동, 일, 청소, 수련, 걷기 등으로 하루 평균 7시간 땀을 흘린다.

● 다리의 탄력과 힘을 기르기 위해 걸을 때는 앞발꿈치만 이용한다.

● 걸을 때는 발과 골반이 일직선이 되도록 한다.

● 치약 대신 소금으로 양치질을 한다.

● 튼튼한 치아를 위해 육식 등 질긴 것을 씹지 않는다.

● 검은콩을 하루 한 숟가락 이상 꼭꼭 씹어 먹는다.

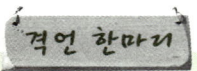
격언 한마디

상수여수(上壽如水)
건강하게 오래 살려면, 흐르는 물처럼 도리에 따라서 살아야 한다.

장수를 위한 바람직한 생활습관

미국의 의학자인 브레슬로와 벨록의 연구에 의하면 아래의
바람직한 생활습관 6~7가지를 지키면 3가지 이하로 지키는
사람보다 수명이 무려 11년이나 늘어나고, 5가지를 지키는 사
람보다 5년이 늘어난다고 한다.

● **잠을 충분히 잔다.**

최소한 하루 6~8시간의 숙면을 취해야 한다. 잠자리에 누
우면, 숙면만을 위해 노력한다.

● **아침식사는 반드시 한다.**

아침식사는 그 날 하루의 활력소가 되며 건강에 매우 중요
하다. 저녁에 먹는 양에서 조금 떼어내 다음날 아침에 먹는
다고 생각하고 실천하라.

● 규칙적으로 세끼 식사를 하고 간식은 삼간다.

규칙적인 식사습관은 인체의 대사기능과 소화기능을 가장 효율적으로 유지시켜 준다. 그리고 매끼니 중간에 허기를 느낄 때에는 기름기 있고, 짜고, 단 스낵류 보다는 과일이나 야채를 먹는 것이 바람직하다.

● 규칙적으로 운동을 한다.

운동이 건강 유지의 지름길이 된다는 것은 구태여 설명하지 않아도 모두가 잘 알고 있는 사실이다. 하루에 20~30분씩, 1주일에 3~5회 정도의 가볍고 즐거움을 주는 운동을 선택하여 꾸준히 한다.

● 정상 체중을 유지한다.

비만은 만병의 근원이다. 장수의 비결은 다름 아닌 정상 체중의 유지에 있다.

● 술은 적당히 마시거나 끊는다.

술은 하루에 포도주 1잔 또는 맥주 반병 이상 마시지 않는 것이 바람직하다. 그리고 술을 전혀 마시지 않는 것이 더욱 좋다.

● 담배를 끊는다.

담배는 폐암, 만성 호흡기질환, 동맥경화증, 위장질환, 심장질환 등 수 많은 질병의 원인이 되며, 건강을 손상시키는 가장 큰 적이다. 지금부터라도 담배를 끊기 위해 노력하라.

🟢 약물 남용을 하지 말라.

필로폰, 대마초, 마리화나, 아편 등 마약이 인간의 마음과
몸에 미치는 영향은 말할 수 없이 크다고 할 수 있다. 그리
고 비단 마약뿐만이 아니라 우리가 일상생활에서 너무나
쉽게 복용하는 많은 약들이 마약 못지않게 우리 모두의 건
강을 위협하고 있다. 평소에 복용하는 진통제 한 알도 꼭
의사의 처방을 받고 먹는 습관을 길러야 한다.

격언 한마디

건강한 몸을 가진 사람이 아니고는 조국에 충실히 봉사하는 사람이
되기 어렵다. 우선 좋은 부모, 좋은 자식, 좋은 형제, 좋은 이웃이 되
기 어렵기 때문이다. 자신을 위해서 뿐만 아니라 식구를 위해서 나
아가 이웃과 나라를 위해서도 건강해야 한다. 요새를 지키듯 스스로
건강을 지키자.

― 페스탈로치

행복하게 나이 드는 방법

사람들은 자기가 원하든 원하지 않든 나이를 먹기 마련이다. 대부분의 사람은 나이를 먹지 않기를 바라며 또한 늙는 것을 두려워한다. 어차피 자기의 인생에서 맞이해야 할 노년기를 삶의 계획에서 마냥 미루어 놓고 있다. 하지만 누구나 늙는다는 것을 피할 수는 없는 노릇이다. 자신의 삶을 허비하지 않고 성실하게 노력하면서 나이를 먹는다면 노년은 또 다른 자기 삶의 황금기가 될 수도 있다. 지금이라도 행복하게 나이 드는 법을 배우자. 당신의 아름답고 건강한 노년기를 위해서라도 지금이라도 노년기에 대한 계획을 세우자.

● 사랑하는 능력을 키워라.

나이가 들어 일터에서 멀어지면 자연히 소외감과 더불어 무료함 때문에 점점 위축되기 쉽다. 그러나 당신의 가족이든 이웃이든 평생 당신 자신이 아닌 다른 이들을 위해 노동함으로써 사랑을 베푸는 사람은 건강하다. 자원봉사 활동이나 적극적인 사회참여로 자신의 정체성을 확인하며 사랑하는 능력을 키워라. 타인을 위해 사는 것이야말로 행복하게 나이 드는 비결이다.

● 늘 젊은 감각을 가져라.

과거에 집착해 현실감각을 잃으면 변화하는 환경에 적응하기 어렵다. 따라서 활기 넘치는 삶을 위해서는 젊게 사는 방법을 스스로 터득해 나가야 한다. 당신의 말씨와 행동, 마음가짐을 밝게 하라. 또한 고정관념을 버리고 새로운 것에 대해 열린 태도로 대하며, 평소 주위를 깨끗하게 하라.

● 운동을 시작하라.

나이가 들면서 스트레스를 견디는 힘이 줄어들고 우울증, 불면증 등의 정신적인 문제를 겪기 쉽다. 나이가 들면 운동 강도가 심하지 않은 것을 골라 하며, 규칙적인 식사, 신선한 채소와 과일, 충분한 수분의 섭취 등 식생활에 관심을 가져라.

● 당신 삶에 있어 평생의 친구를 만들라.

삶의 행복 중에 하나는 진정한 친구다. 지금 당신 곁에 있는 친구와 당신의 고민, 꿈 등을 공유하고 즐거운 추억을 많이 만들라. 친구는 노년이 되어서 정신적인 큰 자산이 된다.

● 노년기를 대비하는 재테크를 세우자.

늙어서 자식에게 의존하지 않고 자신의 힘으로 살아가는 것이 중요하다. 당신의 행복과 건강을 위한 필수적인 요소이다. 당신의 나이별로 자산관리 계획을 세워라.

격언 한마디

돈은 여러 가지 씨앗은 살 수 있다. 그러나 그것은 농부의 의욕은 살 수 없다. 그것은 음식물은 살 수 있다. 그러나 그것은 식욕은 살 수 없다. 그것은 약은 살 수 있다. 그러나 건강은 살 수 없다. 그것은 잡부(雜夫)는 살 수 있다. 그러나 그것은 친구는 살 수 없다. 그것은 노예는 살 수 있다. 그러나 그것은 충성된 종은 살 수 없다. 그것은 일락(一樂)의 날들은 살 수 있다. 그러나 그것은 평안이나 진짜 행복은 살 수 없다.

– 헨릭 입센

우리 아이에게 꼭! 알려주고 싶은 대한민국

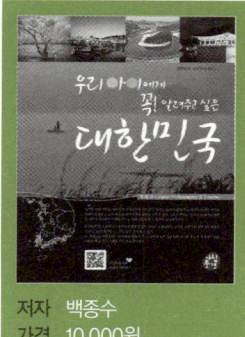

저자 백종수
가격 10,000원
쪽수 224
도수 4도
판형 신국판변형

이제 막 감성이 싹트기 시작하는 아이들에게 부모의 입장에서 아이와 공감대를 형성하고 소통할 수 있는 여행지 21 곳을 선정하여 이 책에 담아보았습니다. 각 여행지마다 부제를 두어, 여행지에서 어떠한 생각을 할 수 있는지, 어떠한 생각으로 다가서야 하는지를 넌지시 제시하였습니다. 또한 단순히 특정 여행지를 소개하는 것을 지양하고 아이들 스스로가 무엇인가를 얻을 수 있도록 부모의 역할로 대신하였습니다. 또한 아이를 위한 여행인 만큼 여행지마다 아이에게 의미 있는 기억으로 남을 수 있는 꺼리를 중심으로 서술하였습니다. 마지막으로, 각 여행지의 좀 더 자세한 정보를 제공해드리고자 각 여행지마다 QR코드를 만들었습니다. 스마트폰을 사용하여 QR코드를 읽으면, 더 자세한 여행지 정보와 찾아가시는 길을 안내받으실 수 있습니다.

사진은 빛으로 그린 그림이다

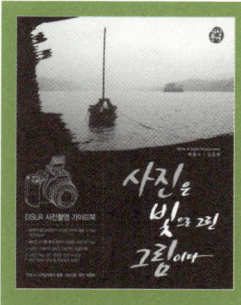

저자 백종수 · 김종환
가격 17,000원
쪽수 256
도수 4도
판형 46배판변형

전문가를 위한 책이라기보다는 그저 일상에서 사진을 찍으시는 분들을 위한 작은 참고서이자 현장 경험을 바탕으로 한 필드 매뉴얼입니다. 이 책은 지금 막 디지털카메라를 구입한 독자부터 일선에서 퇴직하고 취미삼아 사진을 찍으시는 분, 지친 일상을 카메라 하나 벗 삼아 여행을 떠나는 샐러리맨, 매일매일 아이들 뒷바라지 속에서 힘겨운 스트레스를 풀고자 하는 주부에 이르기까지 디지털카메라로 사진을 찍는 모든 사람들을 위한 책입니다.

엄마가 꼭 읽어야 할 아이들의 생각주머니

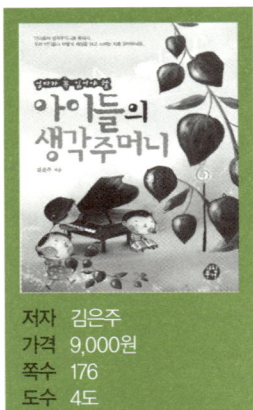

아이를 키우는 사람이라면 일상생활에서 아이들이 보고 듣고 느낀 것을 말하는데 깜짝 놀랄 때가 있을 것이다. 어디로 튈지 모르는 아이들에겐 기발한 생각을 엿보게 된다. 본 서는 두 아이를 키우는 엄마로서 아이들의 이야기를 진솔하게 이야기 하고 있다. 많은 재미있는 이야기들이 있었지만, 그 중에서 83가지의 재미난 이야기를 선별하여 책으로 묶었다. 부모의 입장에서 아이들의 생각을 잠시나마 읽어볼 수 있는 계기가 될 것이다.

저자　김은주
가격　9,000원
쪽수　176
도수　4도
판형　신국판변형

길을 찾는 이들에게 들려주는 이야기 행복으로의 길

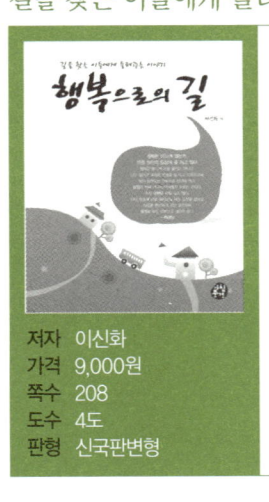

"왜 내 주위에는 희망이 없는 걸까?"에 대해서 본 서는 하늘을 날아다니는 것들이나 땅위에서 활동하는 것, 그리고 바다 등 지구에서 숨 쉬고 호흡하는 것들의 모습을 통해 함께 더불어 아름다운 세상을 꿈꾸면서 이 세상을 살아가고 있는 진솔한 이야기를 담고 있다. 주옥같은 이야기들과 그 이야기가 말해주는 교훈(?) 그리고 그에 어울리는 격언을 양념처럼 곁들였다. 누구나 즐겁고 유쾌하게 읽을 수 있는 이야기책이다.

저자　이신화
가격　9,000원
쪽수　208
도수　4도
판형　신국판변형

요가강사 조선영의 **인도 요가 체험기**

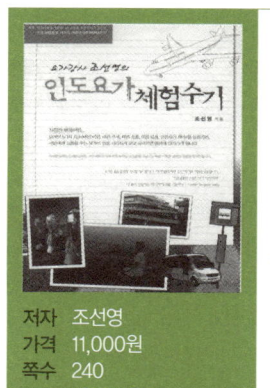

본 서는 요가강의를 하는 강사로서 요가의 근원지인 인도를 방문하여 요가강사과정, 각종 요가 등을 배우면서 겪은 경험담을 일기형식으로 서술한 진솔한 이야기이다. 요가에 관심이 있거나, 요가를 업으로 생활하려는 사람들에게 뼈가 되고 살이 되는 알토란 같은 이야기를 담고 있다.

*부록 _ 인도여행정보가이드 인디아 맵

저자   조선영
가격   11,000원
쪽수   240
도수   4도 & 2도
판형   신국판변형

아름다운 엄마를 위한 **산전·산후 요가 Plus**
건강한 아기를 위한 **아기체조 & 마사지**

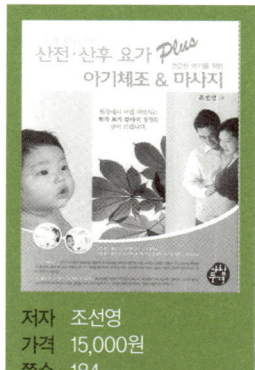

본 서는 임신부터 출산 산후조리 그리고 아기의 체조와 마사지까지 임산부와 아기의 건강을 위한 요가 지침서입니다. 누구나 쉽게 따라할 수 있는 쉬운 해설로 일반 임산부들이 보기 쉽게 해설되어 있으며, 책 속에 부록으로 제공된 2개의 CD에는 산전에 할 수 있는 운동과 산후에 할 수 있는 운동 그리고 아기체조와 마사지를 하는 실제 현장에서 저자 직강의 동영상이 담겨져 있습니다. CD를 참조하면 집에서도 혼자 요가를 하는데 훨씬 많은 도움이 될 것입니다.

*부록 _ CD1 • 출산 전, 임산부 강의 동영상
　　　　　CD2 • 출산 후, 엄마&아기 강의 동영상

저자   조선영
가격   15,000원
쪽수   184
도수   4도
판형   46배판변형

우리 가족의 건강한 피부를 책임지는
천연 비누 · 천연 화장품 만들기

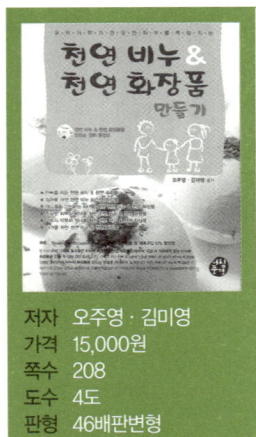

본 서는 우리 가족의 필수품인 비누와 화장품을 천연 재료를 사용하여 직접 내 가족에게 맞는 비누와 화장품을 만들 수 있는 DIY 도서입니다. 가족이 겪는 피부 트러블과 건강을 위해서 꼭 필요한 비누와 화장품을 선별한 39가지의 비누와 화장품을 만드는 방법을 자세하게 소개합니다. 또한, 부록으로 비누와 화장품을 저자가 직접 만드는 과정을 동영상으로 만들어 처음으로 내 가족을 위한 비누와 화장품을 만드는 초보분들에게 많은 도움이 될 것입니다.

*부록 _ CD 천연비누&화장품 강의 동영상

저자 오주영 · 김미영
가격 15,000원
쪽수 208
도수 4도
판형 46배판변형

건강한 삶을 위한 필라테스 6070 "실버필라테스" 체조

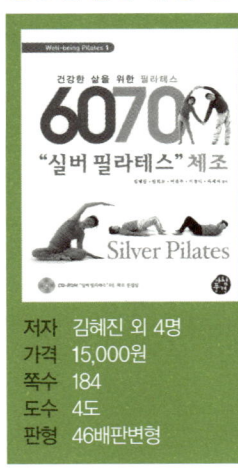

우리나라도 어느덧 고령화시대에 접어들어 많은 노년층이 여러 가지의 성인병을 앓고 있습니다. 많은 질병위험 요인을 가지고 있는 노년층이 증가하면서, 이분들을 위해 고안된 운동요법으로 실버필라테스 체조가 각광받고 있습니다. 실버필라테스 체조는 실버세대의 풍요로운 삶과 건강을 위해 개발된 가장 안전한 체력증진 운동요법으로 장소, 시간, 복장에 상관없이 즐기면서 할 수 있습니다. 본 서는 6070 실버세대들이 쉽게 따라할 수 있도록 구성하였으며, 또한 부록 동영상 CD를 통해 언제든지 동영상을 보면서 쉽게 따라할 수 있습니다.

*부록 _ CD 실버필라테스 8분 체조 동영상

저자 김혜진 외 4명
가격 15,000원
쪽수 184
도수 4도
판형 46배판변형

건강한 삶을 위한 필라테스 소도구 필라테스

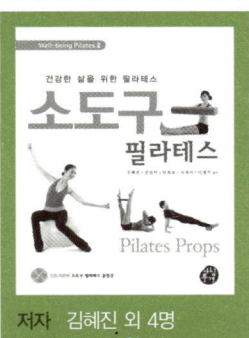

건강이 중요시 되는 현대사회에서 건강을 지키기 위한, 건강을 회복하기 위한 다양한 운동요법들이 소개되고 있습니다. 특히, 필라테스는 요즘 들어 많은 관심을 갖고 있는 운동요법 중 하나입니다. 간단한 (고가의 물품이 아닌) 도구를 사용하여 건강을 지키는 방법에 대해서 따라하기 방식으로 필라테스를 쉽게 접할 수 있도록 쉽게 구성하였으며, 또한 부록 동영상 CD를 통해 언제든지 동영상을 보면서 쉽게 따라할 수 있습니다.

*부록 _ CD 소도구 필라테스 동영상

저자	김혜진 외 4명
가격	15,000원
쪽수	184
도수	4도
판형	46배판변형

건강한 삶을 위한 7080 골드 필라테스

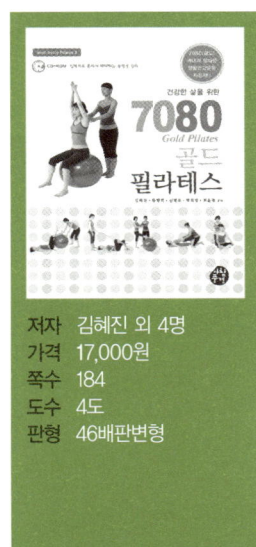

7080 골드 필라테스 노인운동은 노인 스스로 독립적이고, 기능적으로 일상생활을 영위할 수 있도록 하는데 목적을 두고 있습니다. 따라서 노인 스스로 자신을 돌볼 수 있는 신체적 건강이 요구되며, 이를 위한 노인운동의 실천이 삶의 질을 높일 수 있을 것입니다. 노인을 위한, 안전하고 재미있는 그리고 기능적인 운동, "7080 골드필라테스(Gold Pilates)"를 소개합니다. 소도구(짐볼, 폼롤러, 튜빙밴드)를 이용한 운동과 마사지, 레크레이션을 이용한 다양한 운동을 따라할 수 있도록 구성하였습니다. 또한, 부록CD를 제공하여, 집에서도 혼자 강의를 들으면서 따라할 수 있습니다. 본 서를 열심히 따라하시면, 골드세대의 건강을 꾸준히 지켜나가실 수 있을 것입니다.

*부록 _ CD 집에서도 혼자서 따라하는 동영상 강의

저자	김혜진 외 4명
가격	17,000원
쪽수	184
도수	4도
판형	46배판변형

소도구를 활용한 필라테스 완전정복

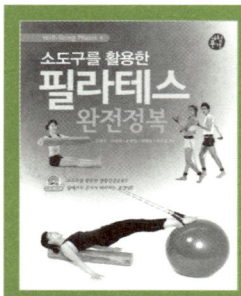

소도구를 활용한 필라테스 완전정복은 필라테스 이론에 바탕을 두고 전문인, 일반인, 아이, 노인과 같은 대상에 따라 전문화 시켜나갔으며, 피트니스, 골프, 재활과 같은 적용 분야에 따라 구분시켜 특화하기 시작했습니다. 다양한 소도구의 특성을 극대화하여 쉽고 재미있게 필라테스를 접하고 수행할 수 있는 계기가 되었습니다. 소도구를 활용한 필라테스 완전정복은 소도구의 복합적인 활용을 통해 운동효과를 극대화하는 동작들과 기존의 소도구 필라테스 동작들을 선별하여 소개하고 있습니다. 본 서는 소도구(짐볼, 폼롤러, 튜빙밴드)를 이용한 다양한 운동을 따라할 수 있도록 구성하였습니다. 또한, 부록 CD를 제공하여, 집에서도 혼자 동영상을 보면서 따라할 수 있습니다. 본 서를 열심히 따라하시면, 건강을 꾸준히 지켜나가실 수 있을 것입니다.

*부록 _ CD 집에서도 혼자서 따라하는 동영상 강의

저자   김혜진 외 4명
가격   17,000원
쪽수   184
도수   4도
판형   46배판변형

임산부를 위한 산전 필라테스

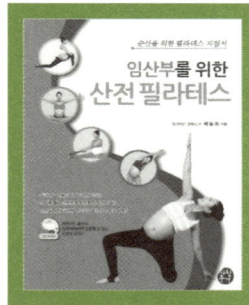

본 서는 필라테스 전문강사인 필자가 수많은 경험을 바탕으로 임산부에게 꼭 필요한 운동들만을 선별하여 110여 가지의 동작을 따라하기 쉽도록 자세히 설명하고 있습니다. 또한 부록으로 제공되는 CD에는 임산부가 집에서 쉽게 운동을 따라 할 수 있도록 동영상 강의를 담고 있습니다.

본 서는 임산부의 최대목표인 '순산' 을 위한 도구입니다. 이 도구를 이용해서 실천하셔야만 그 목표를 이루실 수 있습니다.

*부록 _ CD 집에서도 혼자서 따라하는 동영상 강의

저자   배윤희
가격   15,000원
쪽수   200
도수   4도
판형   46배판변형